＼メディカルスタッフのための／

医療禁忌
なるほどブック

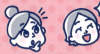

編集

富野康日己
医療法人社団松和会常務理事・順天堂大学名誉教授

佐藤美加
医療法人社団松和会 池上総合病院看護部長

中外医学社

医療法人社団松和会 常務理事，順天堂大学名誉教授
富野康日己

医療法人社団松和会 池上総合病院看護部長
佐藤美加

 医療法人社団松和会 池上総合病院腎臓内科科長
渡邉智成

医療法人社団松和会 池上総合病院透析室長
神田怜生

医療法人社団松和会 池上総合病院腎臓内科
瓜田温子

医療法人社団松和会 池上総合病院腎臓内科
関卓人

医療法人社団松和会 池上総合病院歯科口腔外科副科長
水澤伸仁

医療法人社団碧水会 長谷川病院副院長
石塚卓也

JCHO 相模野病院 麻酔科医長
水澤教子

医療法人社団松和会 池上総合病院副看護部長・療養病棟看護師長
後藤純子

医療法人社団松和会 池上総合病院透析室前看護師長・療養病棟看護師長
向後利枝

医療法人社団松和会 池上総合病院医療安全専従リスクマネージャー
小粥加寿代

医療法人社団松和会 池上クリニック看護主任
網代絵里

医療法人社団松和会 池上総合病院薬剤室長
新堀千香

医療スタッフに守ってもらいたい10項目

1. 医療スタッフは，仕事開始から終了まで気を抜いてはならない

2. 職場には毎日落ち着いた，穏やかな気持ちで出かけなくてはならない．余裕をもって到着するように習慣づけなくてはならない．院内をむやみに走ってはならない

3. 患者さんやご家族，他の医療スタッフには，誤解を与えないように正しく伝えなくてはならない．適時・適切なほうれんそう（報告・連絡・相談）

4. 看護記録は患者さんやご家族に見せられるように，具体的に記載しなくてはならない

5. ミーティングに参加し，しっかりと耳を傾けなくてはならない

6. 職場内の整理・整頓をいつも心がけなくてはならない

7. 医療スタッフは，チーム医療の一員として患者さんのケア・キュアに積極的に参画しなくてはならない

8. 患者さんの取り違え，左右・上下の間違いや名前と検体の不一致を起こしてはならない

9. 院内感染対策（患者さん・家族・スタッフ向け）をしっかり行わなくてはならない

10. 患者さんの状態や家族背景について院内・院外で話してはならない

はじめに

　医療現場でのチーム医療の重要性が叫ばれてから久しいのですが，医療に携わるすべての人は，安心で安全な医療の推進に努力しています．大学病院や特定機能病院から中核の基幹病院，医院・診療所・クリニックまでその診療内容には役割分担がありますが，それぞれのレベルにあったチーム医療のハード面・ソフト面での整備がなされています．私はこれまで大学病院の看護師・医師とともに，看護師がやってはならない禁忌事項について『根拠がわかるナースのための医療禁忌セルフチェック』，『はじめての根拠がわかる看護実践禁忌ナビ』，『根拠がわかるナースのための透析ケア』（全て南江堂），『ナースのためのタブーマニュアル108(Excel nurse)』(メディカルレビュー社)，『これだけは知っておきたい透析ナーシング　Q&A』(総合医学社) を上梓し，臨床現場で活用していただきました．これまで，皆さまからご好評をいただき患者さんと家族のための診療に活かされてきたと聞き，編集者の1人として大変嬉しく思っています．

　それらの発刊からわずかな年月しかたっていないのですが，その間にわが国の医療界を取り巻く環境は大きく変わり，高齢者医療の重要性が増してきました．高齢化社会（全人口に占める65歳以上の割合が7%を超えた場合）と言っていたのが高齢社会（その割合が14%を超えた場合）を経て，超高齢社会（その割合が21%を超えた場合）へと変化しました．また，平均寿命や健康寿命にも大きな変化が生まれ，現在100歳を超える人は約6万7千人となり，最多になったと伝えられています．益々元気で現役時代と変わらず就業されている方が増えている一方で，認知症を発症したり，うつ病などのメンタルに問題を抱える方も増えています．また，末期腎不全透析療法患者さんも高齢化がすすみ，筋力や栄養状態の低下により透析のための通院が厳しくなっている方も多くなってきました．そ

れらのため，精神科（メンタル）病棟や長期療養病棟に入院しなくてはならない人やさまざまな介護サービス（訪問介護・看護，デイサービス，特別養護老人ホームなど）を必要としている人も増えています．一方，医療現場に電子カルテが導入されるようになり，IT機器を駆使しなくてはなりません．また，AI（人工知能）を診断と治療に応用する時期に来ています．

　そうした医療環境のなかで，チーム医療の担い手として勤務する看護師の果たす役割は，一層複雑になっています．今回，慢性期病棟・血液透析室での看護業務に注目し『メディカルスタッフのための医療禁忌なるほどブック』を刊行することになりました．禁忌の一般事項（確認，心のケア）をまとめたうえで，処方・注射，検査，処置，血液透析医療に分け，禁忌事項となぜ行ってはいけないのかを臨床現場から解説いたしました．本書が慢性期病棟と血液透析室での診療のリスクマネジメントにお役立ていただければ望外の喜びです．また，急性期・亜急性期（回復期）の外来・病棟でも活用できると思います．執筆内容の過不足もあろうかと思いますので，読者の皆さまのご意見をいただければ幸いです．

　最後に，ご多忙ななか編集者としてご協力いただきました医療法人社団松和会池上総合病院　佐藤美加看護部長，ご執筆いただきました医師，看護師，薬剤師ならびにご協力いただきました臨床工学技士・放射線技師の皆さま，本書の刊行にご尽力いただきました中外医学社の皆さまに厚く御礼申し上げます．

　　2018年　初夏

編集者を代表して
富野康日己

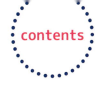

Ⅰ 共通事項 …… 1page

A. 確認 …… 1page

1. 自分だけの判断で物事を処理してはならない…… 2page
2. 指示を実施したら,必ずその場で,実施済みのサインをしなければならない…… 3page
3. 「山田さん」と呼んで患者さんが「はい」と返事をしても,その患者さんが山田〇〇さんだと思い込んではならない…… 4page
4. 緊急時の口頭指示では,復唱と確認を怠ってはならない…… 5page
5. 患者さんの治療内容や個人情報を,むやみに口に出したり他言したりしてはならない…… 6page
6. 携帯電話やスマートフォンは,院内の指定されたエリア以外で使用してはならない…… 8page
7. 日常の業務のなかで「おや?」「何かおかしい?」と感じたことを,そのままにしてはならない…… 9page
8. 病(医)院のなかで盗難事件などが発生するはずはないと思ってはならない…… 10page
9. 患者さんは看護師の思ったとおりに説明を理解したり,行動すると思い込んではならない…… 11page
10. 危険物をベッドサイドに置いてはならない…… 12page
11. 軽い転倒では骨折しないと,思い込んではならない…… 13page

B. 心のケア …… 17page

1. せん妄の患者さんに対して,安易に身体拘束を行ってはならない…… 18page
2. 抑制指示のある患者さんでは抑制を解除したまま,ベッドサイドを離れてはならない…… 20page
3. 精神科病棟に入院中の患者さんが興奮しているからといって,看護師だけの判断で身体を拘束したり部屋に鍵をかけたりしてはならない…… 21page

- ❹ 認知症の患者さんを安易に身体拘束してはならない……………………22page
- ❺ 認知症の患者さんに否定や叱責をしてはならない………………………23page
- ❻ 抑うつ状態やうつ病の患者さんを，励ましてはならない………………24page
- ❼ 精神疾患をもつ患者さんの家族に対し，
  精神的なサポートを忘れてはならない……………………………………25page
- ❽ 拒食症の患者さんの言動すべてを信じきってはならない………………26page
- ❾ がん患者さんを，1人で悩ませてはならない……………………………27page
- ❿ 終末期の患者さんには，否定や安易な肯定をしてはならない…………28page

Ⅱ 処方・注射 ……………………………………………………………29page

- ❶ 医師の処方があったからといって，食物アレルギーや
  薬物アレルギーの既往を問診せずに薬剤を投与してはならない………30page
- ❷ 医師からの注射・投薬（注射，内服，パッチなど）の指示であっても，
  用量や単位に疑問をもったまま投与してはならない……………………31page
- ❸ 薬剤を準備するときは，1つの名称が1種類の薬剤しかないと，
  思い込んではならない………………………………………………………32page
- ❹ 薬剤の準備では，外観が似た薬剤との取り違えを起こしてはならない……33page
- ❺ 毒薬，麻薬，向精神薬は，ほかの薬剤と一緒に
  保管・管理してはならない…………………………………………………34page
- ❻ 麻薬の空アンプルや残薬は，廃棄してはならない………………………35page
- ❼ インスリン用注射器と1mL注射器を間違えてはならない………………36page
- ❽ 経腸栄養剤を静脈ルートから注入してはならない………………………37page
- ❾ 抗がん薬の調整や点滴ボトルへの注入は，
  防護などの曝露対策をせずに行ってはならない…………………………38page
- ❿ カルシウム製剤と炭酸水素ナトリウムは，
  静脈内投与の際に混合してはならない……………………………………39page

⑪ 脂肪乳剤を速い速度で投与してはならない……………………………………40page

⑫ 脂肪乳剤はフィルターを通して投与してはならない……………………………41page

⑬ 採血や注射の後，注射針にリキャップをしてはならない………………………42page

⑭ 内服薬を，安易に水以外の飲み物で服用させてはならない……………………43page

⑮ ステロイドや降圧薬，抗てんかん薬などの薬剤は，
飲み忘れがあってはならない……………………………………………………44page

⑯ 点滴の滴下数は，体位変換や体動により変化することを忘れてはならない．
つまり，点滴の滴下数を一度調節したからといって，
同じ速度で滴下し続けていると思ってはならない………………………………45page

⑰ 輸液が滴下しない場合には，フラッシュをしてはならない……………………47page

⑱ ダブルバッグ製剤で隔壁を開通させないまま投与してはならない．
必ず2槽を混合してから投与しなければならない………………………………48page

⑲ 輸液や輸血をしている側では，採血をしてはならない…………………………49page

Ⅲ 検査 ……………………………………………………………………………51page

❶ 検査のため食事が中止になっても，
内服薬も中止になると考えてはならない………………………………………52page

❷ 消化管穿孔や大腸の通過障害・穿孔が疑われる患者さんには，
バリウムによる造影検査をしてはならない……………………………………53page

❸ MRI検査では，磁気や電磁波の影響を受ける金属類を挿入した
患者さんを入室させてはならない………………………………………………54page

❹ MRIに対応していない心臓ペースメーカーの植え込み患者さんを
MRI検査室に入れてはならない…………………………………………………55page

❺ 腰椎穿刺検査直後の患者さんに，坐位や歩行を許可してはならない…………56page

❻ 救急で患者さんの検査を行う場合は，
個人防護具（personal protective equipment: PPE）を使用し，
標準予防策を怠ってはならない…………………………………………………58page

❼ 誤嚥した患者さんは，その後も注意深い観察を怠ってはならない………… **59**page

Ⅳ 処置 ……………………………………………………………**61**page

❶ 挿管中の患者さんの気管チューブの位置や
閉塞の有無の管理を怠ってはならない……………………………………**62**page

❷ 挿管時，スタイレットの滑りをよくする目的で気管チューブに
リドカイン（キシロカイン®）スプレーを噴霧してはならない…………**63**page

❸ 口腔内を吸引したチューブで気管内を吸引してはならない………………**64**page

❹ 気管チューブのカフ圧は，むやみに上げてはならない……………………**65**page

❺ 気管内の吸引は，2時間おきなどのルーチンとして行ってはならない…**66**page

❻ 高濃度の酸素は，長時間投与してはならない……………………………**68**page

❼ 患者さんの血液や体液に接触・曝露する可能性がある場合には，
標準予防策を怠ってはならない……………………………………………**70**page

❽ 義歯の確認をしないで，高齢者に人工呼吸を行ってはならない…………**71**page

❾ 寝たきりの患者さんや人工呼吸管理中の患者さんの義歯は
不潔にしてはならない………………………………………………………**72**page

❿ 傾眠状態や意識レベルが低下している患者さんに，
義歯を装着させてはならない………………………………………………**73**page

⓫ 絶食・経管栄養の患者さんには
口腔ケアが不要と思い込んではならない…………………………………**75**page

⓬ 口腔内の消毒は，むやみに行ってはならない……………………………**76**page

⓭ 口腔ケアは，マスク，手袋，ゴーグルを着用せずに行ってはならない……**77**page

⓮ 口腔ケアは，口腔内が乾燥した状態で行ってはならない………………**78**page

⓯ 舌苔は，無理やりこすり落としてはならない……………………………**79**page

⓰ 嚥下障害の患者さんの食事では，
食物を多量に口腔内に入れてはならない…………………………………**80**page

⑰ 長期臥床の患者さんに対し，
深部静脈血栓症の予防を怠ってはならない……………………………………81page

⑱ 胸腔ドレナージでは，水封室のエアリークのサインや
呼吸性移動の消失を見逃してはならない………………………………………82page

⑲ 発赤を，軽度の褥瘡と思ってはならない………………………………………83page

⑳ 脆弱な皮膚の患者さんに包帯交換を行う場合は，
皮膚に直接テープを貼ってはならない…………………………………………84page

㉑ 天疱瘡の包帯交換では，皮膚に直接テープを貼ってはならない……………85page

㉒ 疥癬の患者さんに直接接触してはならない……………………………………86page

㉓ ヨード過敏の既往のある患者さんに，
ポビドンヨードで皮膚の消毒をしてはならない………………………………87page

㉔ 便秘の患者さんに，安易に下剤の服用を勧めてはならない…………………88page

㉕ 重度の便秘の患者さんに，安易に浣腸してはならない………………………89page

㉖ 浣腸液は，温めずに注入したり，急速に注入してはならない………………90page

㉗ 高齢者には多量の浣腸液を用いた浣腸を行ってはならない…………………91page

Ⅴ 血液透析療法に関する禁忌・注意事項 …93page

❶ 発熱や下痢・嘔吐の症状がある患者さんは，
医師の許可なしに透析室へ入室させてはならない……………………………94page

❷ シャント（ブラッドアクセス）肢での血圧測定や
シャント肢に腕時計をしたり重い荷物をかけたり，
腕枕などでシャント肢に負担をかけてはならない……………………………95page

❸ シャント穿刺時に，動脈を誤穿刺してはならない……………………………96page

❹ 動脈を穿刺した場合の抜針時は，
いつもと同じように抜針してはならない………………………………………97page

❺ 血管確保後，血液回路をつなげる時は脱血（動脈）側（A）と
返血（静脈）側（V）を逆に接続してはならない……………………………98page

❻ 透析患者さんには，薬剤の種類によっては減量しなければならない………99page

❼ 透析中の濃厚赤血球（RBC-LR）の輸血は，
血液回路の静脈側から注入してはならない……………………………100page

❽ 透析中，血液回路から輸液（抗菌薬を含む）を投与する場合は，
血液回路の動脈側（A）から注入してはならない………………………101page

❾ 出血傾向のある患者さんに，
抗凝固薬であるヘパリンを使用してはならない…………………………102page

❿ ヘパリン起因性血小板減少症（HIT）抗体陽性の患者さんには，
抗凝固薬のヘパリンを使用してはならない………………………………103page

⓫ メチル酸ナファモスタット製剤によるアナフィラキシーショック
出現時は，返血をしてはならない…………………………………………104page

⓬ 積層型ダイアライザーを使用の場合は，
メチル酸ナファモスタット製剤を使用してはならない…………………106page

⓭ 積層型ダイアライザーの使用時は，
ACE阻害薬を使用してはならない…………………………………………107page

⓮ 透析中には，過度な除水をしてはならない………………………………109page

⓯ 透析終了1時間前以降に血圧低下が発生した場合は，
昇圧目的で10％NaClを注入してはならない……………………………110page

⓰ 透析中，血圧が低下している場合はトイレ離脱をしてはならない………111page

⓱ 透析開始後の血液回路からの採血は，
静脈側サンプリングポートから実施してはならない……………………112page

⓲ 抗凝固薬投与後に，凝固系検査の採血をしてはならない………………113page

⓳ 透析患者さんには，通常の血液検査の基準（正常）値を
あてはめてはならない………………………………………………………114page

⓴ 透析中は，患者さんの自己抜針を見逃してはならない…………………115page

㉑ 透析患者さんに，MRIの造影剤（ガドリニウム造影剤）を
投与してはならない…………………………………………………………116page

索引………………………………119page

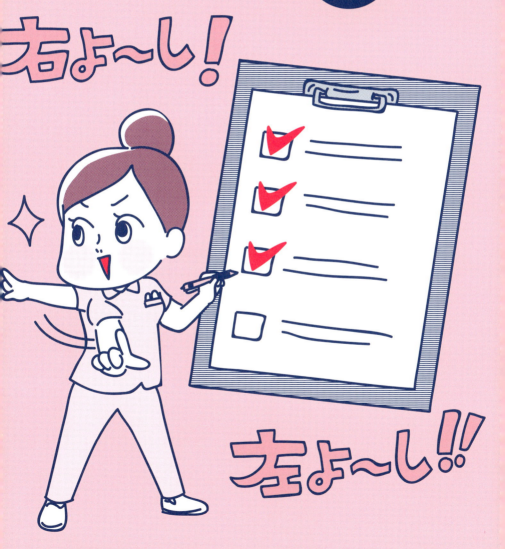

Chapter I

自分だけの判断で物事を処理してはならない．

「医師が患者Aさんの指示表に胸部X線撮影の指示を記載したが，撮影室に提出するX線撮影依頼書にはまちがって患者Bさんの名前を印字しました．」「看護師は検査ノートのAさんの欄に胸部X線撮影があることを記載しました．」「患者さんを検査に案内しようとした看護師エイド（看護助手）は検査ノートでBさんを確認したところ，胸部X線撮影があるとは記載されていませんでした．しかし，ナースエイドは看護師が検査ノートに記載するのを忘れたのだと自分だけで判断し，Bさんを検査室に案内しました．」撮影室で確認したところ，患者さん違いであることがわかりました，何人がミスしたでしょう？

確認！：医療は，少しのミスが人の生命にかかわることもある責任の重い仕事です．自分だけの判断で物事を処理しない慎重さが必須であり，確認することが最も大切です．確認をするということは，<u>物と物</u>，<u>物と人</u>，<u>人と人</u>，いずれにせよ，ぴたりと一致させるということです．

一般的事項 A.確認

指示を実施したら,必ずその場で,実施済みのサインをしなければならない.

看護師Aが指示を実施後にサインをしようと思っていましたが,忘れてしまいました.そのため,まだ指示を実施していないと思った他(ほか)の看護師が重複して実施してしまいました.特に,看護師同士の引継ぎが十分になされていなかったために起きたミスです.夜間で連絡の方法が限られている場合や意識障害のある患者さん,小児などで本人確認がとれない場合には,その指示が実施されたのかどうかを正しく確認をすることはできません.例えば,「夕方の抗菌薬点滴後の実施サインをしていなかったために深夜の看護師がもう一度同じ抗菌薬の点滴を実施すること」や,「小児の場合で眠前の薬を投薬した時に実施サインをしなかったために,深夜に再投薬される」といった重複ミスが発生する危険性があります.

実施済みのサインの励行!:看護師が指示を実施した時には,事故を防止するために必ずその場で実施済みのサインをしなければなりません.常日頃から,指示された業務を実施したら,必ずその場ですぐに実施済みのサインをすることを習慣づけましょう.そして,確認です.

3

「山田さん」と呼んで患者さんが「はい」と返事をしても，その患者さんが山田〇〇さんだと思い込んではならない．

「山田さん」と声がしたので患者さんが顔を向けると，そこに看護師がいて自分を見ていたので，名前がはっきり聞き取れなかったけれども，自分が呼ばれたのだろうと思って『はい』と返事をしました．看護師は，「『山田さん』と名前を呼んだら返事をされたので，この方がてっきり山田太郎さんだと思いました」と説明しました．これは，看護師の単純な思いこみから生じたことです．

もう一度フルネーム！：同姓同名もありますので，必ずフルネームと誕生日を確認します．入院患者さんの場合はリストバンドを，外来患者さんの場合は診察券または保険証で確認しましょう．

「山田さん」と呼んで患者さんがふりむいたら，改めて「山田太郎さん？」と，もう一度フルネームで呼んでみましょう．そして，お誕生日を確認しましょう．

一般的事項 A. 確認

緊急時の口頭指示では，復唱と確認を怠ってはならない．

救命救急センターでは，指示書が間に合わず口頭指示のみで行わなければならないことがあります．そのような状況下でも，指示をした医師に復唱して確認をしたり，できるかぎり多数の医療スタッフが声を出して確認をすることが必要です．

復唱と確認！：状況が落ち着いたらチーム内で記録者を1名決め，正しい指示・正しい実施であったことをスタッフ全員で確認しながら，時系列で記録に残します．最近は，電子カルテに入力します．また，準備した薬剤はシリンジに直接薬剤名と単位量を書き入れてトレイで渡すなど，誰にでもわかるようにします．

Chapter I

患者さんの治療内容や個人情報を，むやみに口に出したり他言したりしてはならない．

悪気がなくても，つい知人や家族に患者さんの個人情報を伝えてしまったり，メディアに VIP の情報を漏らしてしまった事例があります．保健師助産師看護師法第 42 条の 2 に「保健師，看護師又は准看護師は，正当な理由がなく，その業務上知り得た人の秘密を漏らしてはならない．保健師，看護師又は准看護師でなくなった後においても，同様とする」と守秘義務が定められています．また，同法第 44 条の 3 では，上記の秘密を漏らした者に，6 ヵ月以下の懲役または 10 万円以下の罰金と定められています．守秘義務とは，一定の職業や職務に従事する者・従事した者に対して，法律の規定に基づいて特別に課せられた「職務上知った秘密を守る」という法律上の義務のことです．個人情報保護法は，個人情報の有用性に配慮しつつ，個人の権利・利益を保護することを目的とした法律です．

守秘義務！：看護師や看護助手（補助）が遵守すべき法律を理解し，念頭に置きながら行動しましょう．患者さんは，病状や治療に関することはもちろん，入院や通院していることを家族でも知らせたくない場合があります．また，患者さんによっては，面会を希望しない親戚・知人・友人がいるので，注意しましょう．そのため，患者さん本人の意思をあらかじめ確認しておきます．相手が特定できない電話での患者さんに関する問い合わせについては，特に注意が必要で原則禁止です．

一般的事項 A.確認

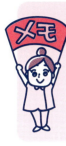

個人情報(個人情報保護法 第2条1・4・5項)とは?

　生存する個人に関する情報であって,当該情報に含まれる氏名,生年月日その他の記述等により特定の個人を識別できるもの(他の情報と容易に照合することができ,それにより特定の個人を識別することができるものを含む)を個人情報という.

Chapter I

携帯電話やスマートフォンは，院内の指定されたエリア以外で使用してはならない．

病院では，精密な医療機器を使用していますが，携帯電話の電波がこれらの機器に影響を与えることがあります．特に，集中治療室やペースメーカー植込み患者さんが多い循環器内科・外科病棟や外来診察室では危険性が高いです．

患者さんと周囲の人への配慮！：携帯電話がこれだけ普及した現代において，一切の携帯電話の使用を禁止しても，すべての患者さん・家族の使用を防ぐことは困難です．そこで，院内に携帯電話が使用できるエリアを確保し明確に表示します．決められたエリアで使用してもらうことは，携帯電話の使用によるトラブルを防ぐことにつながります．患者さん，家族，周囲の人には，その根拠を説明し理解してもらいましょう．周囲の人にとって，携帯電話やPHSでの会話は，通常の会話より声が大きく聞こえたり，会話の一方のみが聞こえることで，よりうっとうしく感じたりします．看護師をはじめ医療従事者は，マナーモードとして会話の場所に注意し，患者さんや家族に不快感を与えないよう，周囲への配慮をしてください．

一般的事項 A.確認

日常の業務のなかで「おや？」「何かおかしい？」と感じたことを，そのままにしてはならない．

ハインリッヒの法則がありますが，これは労働災害における経験則の1つです．1件の重大な事故・災害（アクシデント）の背景には，29件の軽微な事故・災害があり，その背景には300件の「ヒヤリ・ハット」するような傷害のない災害が存在するというものです．この「ヒヤリ・ハット」（インシデント）が，大きな事故に繋がるのです．

ハインリッヒの法則の確認！：ちょっとした気づきをそのままにせず，重大な事故を起こさないように対策を講じます．トラブルが起きたときは，個人を責めるのではなく，組織全体として，どこに問題があるのかを考えます．ソフト・ハードシステムや環境など，さまざまな側面から事象を検討します．「ヒヤリ・ハット」の段階で対処していくことが重要です．

Chapter I

病(医)院のなかで盗難事件などが発生するはずはないと思ってはならない．

入院患者さん，なかでも多人数部室の入り口に近いベッドの床頭台の引き出しが最も多く被害にあっています．トイレ使用中や検査中，また，談話室で過ごしている間，入浴中，電話中などに同室者に気づかれることなく金品が盗まれています．病(医)院で終日寝間着で過ごすという状況下では警戒心がゆるみ，多人数室で隣とのカーテン越しに人の気配がしても「隣の人が来た」と思いがちです．多人数室では，日中はできるだけカーテンを開放するようにします．患者さんの家族とのコミュニケーションを十分にとることや，病棟に出入りする人に気を配ることなども大切です．白衣を着て病院職員になりすまして侵入する人もいます．施設独自のユニフォームを着用することで，部外者を区別する方法もあります．

盗難の防止法の遵守！：患者さんと家族には，盗難への注意を促します．①貴重品を所持しない，②病(医)院への支払日が近づいても請求書がくるまではお金は準備しない，③見舞い客からのお見舞い金は鍵のかかるところにしまうか，院内の所定の部署に預ける，または家に持ち帰ってもらうなどとし，盗難への注意を促します．入院患者さんと家族には，貴重品や金品は鍵のかかるところにしまうか院内の所定の部署に預ける，もしくは家に持ち帰るよう説明し，外来患者さんにも手荷物から目や手を離さないよう呼びかけましょう．

一般的事項 A.確認

患者さんは看護師の思ったとおりに説明を理解したり，行動すると思い込んではならない．

患者さんは，必ずしも看護師の思ったとおりに説明を理解したり，行動したりするわけではありません．患者さんの言葉で解釈し，患者さんの考えで行動します．患者さんに説明したので大丈夫だという思い込みは，患者さんへの気づきを鈍らせアクシデントにもつながります．

キーパーソンへの説明！：患者さんに検査や治療について説明する時は，専門用語を避け，一般の人が理解できる言葉（表現）で伝えます．説明内容を正しく理解できているか，患者さんの言葉やしぐさ，表情などから察します．説明後に，患者さん自身の言葉で復唱してもらいましょう．患者さんに期待する行動には，曖昧な表現をせず，明確にどのように行動してほしいかを伝えることが大切です．説明時に患者さんのキーパーソンとなる人に同席してもらうと，患者さんは安心して説明を聞くことができます．

Chapter I

危険物をベッドサイドに置いてはならない．

不穏状態や痴呆症状がある患者さんでは，安全を守るために，ナイフやはさみなど身体を傷つける危険のあるものは，目の届かない所に置くか，看護師が預かります．事例として，「点滴チューブや心電図モニター送信機のリード線を患者さんがはさみで切断すること」が起こりました．

危険回避対策！：患者さんにとって症状の変化が自覚されない時期が最も危険な状況といえます．つまり，検査結果が異常なのに患者さんの自覚が乏しい時期こそ，正しい専門的知識で危険を予測することが大切です．看護師は，注意深い観察と患者さんを尊重した説明を効果的に実践し危険を回避します．さらに，必要な時は，家族にそばにいてもらうようにしましょう．

一般的事項 A.確認

軽い転倒では骨折しないと，思い込んではならない．

軽い転倒でも容易に骨折は起こります．「あぐらをかいていて膝を自分の手で押したら骨折した」「不自然な体位で一定の方向に力が加わって骨折した」「ベッドから車椅子に移動しようとして，下肢がよじれて骨折した」「腰をかけずに靴のひもを結ぼうとして大腿部を骨折した」などがありました．また，高齢の患者さんが軽くしりもちをついて大腿部頸部骨折をするケースもみられます．体力や筋力の衰えによって転倒する患者さんは少なくなく，転倒と骨折の危険性は切り離せません．入院患者さんには体力や筋力の衰えた人や高齢者が多いため，転倒リスクが高くなります．転倒して骨折しなかったのは，むしろ幸運といえます．患者さんは，骨折をしていても気づかないことが散見されます．

転倒回避策！：患者さんが転びそうになったら支えられる距離で見守ります．また，転んでも自分の力で自由に動きたいという患者さんの気持ちを尊重する関係を維持します．入院中の患者さんの転倒は，夜間の排泄行動に伴う転倒がもっとも多く発生しています．患者さんには，起床直後はふらつきやすいので気をつけること，特に夜間の覚醒直後はトイレなどで1人歩きしないように説明し協力してもらいましょう．

　ベッドを操作する場合には，患者さんの体を十分に観察しなければ，ベッド柵と患者さんの四肢が挟まり，骨折などの重大な事故につながりかねません．特に，療養病棟の

患者さんは痛みを訴えられないこともあるので，ベッドを慎重に操作することが大切です．

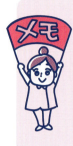

療養病棟で特に注意してほしいこと！

① **救急カートの物品がそろっていないことがある**：療養病棟では急変対応が少ないため，点検や供給が急性期病棟に比べて十分でないと思われる．しかし，療養病棟でも急変対応はあるので，救急カートは十分な物品をそろえなければならない．

② **療養病棟こそ MRSA（メチシリン耐性黄色ブドウ球菌）や ESBL（基質特異性拡張型βラクタマーゼ）産生菌の感染対策に気をつける必要がある**：腕時計をはずすことや，手袋着用など**スタンダードプリコーション**（感染病原体の存在が疑われるか否かに関わらず，すべての人に分け隔てなく行う標準予防策）を徹底する．

③ **治療しやすい環境を整えることが必要である**：新旧のベッドが混在することが多いため，高さ調整や頭側の柵がとれないベッドがあり，急変対応時のさまたげとなる．急変時にはストレッチャーや急変対応のしやすいベッドに迅速に移す必要がある．ベッドを新しいものに統一していくことも大切である．

④ **IVH（中心静脈栄養法）挿入の介助・管理に慣れておくことが必要である**：療養病棟の患者さんは，誤嚥性肺炎や脳梗塞後遺症などが原因で経口摂取が困難になり IVH を挿入することが多いので，適切な介助・管理は IVH の合併症

予防に不可欠である.
⑤ **インスリンや経口血糖降下薬を使用していない患者さんでも,食事量低下や感染症,肝硬変,腎不全の基礎疾患などにより低血糖を生じていることがある**:脳梗塞を疑わせるような症状があれば,血糖測定の必要のあることを常に考えよう.

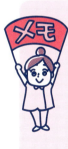

中心静脈栄養ライン抜去の体位！

中心静脈ラインを抜去する際は,座位のままで実施してはならない.それは,座位による中心静脈カテーテルの抜去は,心臓とカテーテル挿入部に圧の勾配が生じ空気が静脈内に流入する可能性があり,重篤な肺空気塞栓症を引き起こすことがあるからである.中心静脈ラインを抜去する際の体位は,仰臥位またはトレンデンブルグ体位（仰向けで頭部より腰部を高く保つ体位である.出産時にも用いられ,骨盤高位ともいわれる）で実施する.吸気後に息を止めてもらいカテーテルを抜去する.抜去部は,5分間以上圧迫したのち,抜去部を密閉性の高いドレッシング剤で保護する.

I 一般的事項

B 心のケア

Chapter I

せん妄の患者さんに対して，安易に身体拘束を行ってはならない．

せん妄の主症状は，意識障害とそれに伴う興奮や幻覚・妄想状態です．前駆症状として睡眠障害，落ち着きのなさ，不安，易刺激性，注意の転導，軽度の認知機能障害などが認められることがあります．また注意の持続が困難であり，短期記憶も障害されます．せん妄中のエピソードは通常覚えていないことが多く，精神運動興奮が著しく，時に日中は起き上がれなかった患者さんなどでも，せん妄中にベッド柵を乗り越えるようなことも稀ではありません．また，せん妄は短期間のうちに出現し，1日のなかでも症状の変動がみられることがあります．

せん妄の原因は，身体的な基礎疾患や脳の器質性疾患，手術後，薬剤，アルコールの離脱，加齢や低酸素，長期の飲酒による脳の脆弱性，睡眠覚醒のリズムを妨げるような環境，心理的・身体的ストレスなどが多様に絡みあって生ずると言われています．せん妄により患者さんが暴れることがあり，切迫性・非代替性・一時性が満たされている場合に，身体拘束を行うことがあります．しかし，患者さんの不安やストレスを助長し，せん妄の悪化につながる可能性もありますので，拘束は最小限に留め状態が改善した際には早急に解除する必要があります．

せん妄での環境整備！：症状を細かく観察し，安心して十分な休養がとれるように環境を整え，適切な刺激を与えて生活のリズムを整えます．

① **時間や場所の感覚（見当識）を取り戻させる（患者さんを取り巻く環境の再認識）** → 時計やカレンダーなどをベッド周囲に置く．患者さんに時間・場所の確認などを促します．

② **消灯後は枕灯などで適度な明るさを保つ** → 不安感や幻覚の恐怖を減らすことになります．

③ **昼夜のリズムをつける** → 日中寝ないように可能であれば車椅子乗車，リハビリなどを行います．

④ **感覚障害を補い，適正な感覚刺激を保つ** → メガネや補聴器の装着や音楽を聴く，テレビを見ることをすすめます．

⑤ チューブ類を整理し食事・排泄・清潔について不足しているセルフケアに対する援助を行うことも重要です．

⑥ せん妄に対し安易に拘束を行うことや抗精神病薬や睡眠薬，抗不安薬などを用いることは，かえってせん妄を悪化させたり，誤嚥性肺炎や悪性症候群などの新たな疾患を引き起こすことがあるので，十分な観察が必要です．

Chapter I

抑制指示のある患者さんでは抑制を解除したまま,ベッドサイドを離れてはならない.

精神科病棟では,精神症状の悪化など治療上必要であると判断された場合,精神保健指定医の指示にて抑制(身体拘束)を行います.また一般病棟では主治医の指示のもと必要に応じ抑制を行うことがあります.しかし,体位変換や採血,包帯交換,清潔ケアなどの各種処置のため,指示のある患者さんの抑制を一時的に解除せざるを得ないことがあります.その際,短時間でも抑制を解除したままベッドサイドを離れると,点滴や各種ドレーン,気管挿管などのチューブ類の予測外の抜去やベッドからの転落,自傷行為や他害行為を行う危険性があります.抑制指示のある患者さんのベッドサイドを離れる時は,必要な抑制が確実に行われているか,ドレーン・チューブ類の固定や位置は適切か,危険な物品が近くにないかなど,患者さんの安全を十分に確認してください.

身体拘束の要件順守!:患者さん本人や介助者などの生命や安全を脅かす可能性がある(切迫性),抑制以外に代替する方法がない(非代替性),抑制が一時的なもの(一時性)である,の3要件がすべて満たされる時,抑制(身体拘束)の検討を行います.

一般的事項 B. 心のケア

3

精神科病棟に入院中の患者さんが興奮しているからといって，看護師だけの判断で身体を拘束したり部屋に鍵をかけたりしてはならない．

精神科病棟に入院中の患者さんを身体拘束したり隔離したりする場合には，精神保健福祉法で決められている通り，精神保健指定医の診察による判断が必要になるからです．患者さんの人権を守るためにこのような法律が定められているのです．

身体拘束の時期！：拘束の管理には常に気をつける必要があります．切迫性，非代替性，一時性の3要件がすべて満たされた時に，担当医師と相談し身体抑制を行います．患者さんの人権を尊重するためには身体拘束を必要最低限にしなければなりませんが，デバイスの抜去，特に，IVHや透析用カテーテル，NG tube（経鼻胃管チューブ）の抜去は重大なリスクになるため，適切な見守りが必要です．

Chapter I

認知症の患者さんを安易に身体拘束してはならない．

認知症の患者さんは，記憶障害や見当識障害により状況を理解・判断することが難しくなっています．そのため，些細な環境の変化で不安になり，落ち着かなくなることがあります．身体拘束を行い活動を制限することで，不安やストレスが強くなり，妄想や幻覚などの精神症状やケアへの抵抗，暴言・暴力がひどくなる可能性があります．また，高齢者であれば身体拘束の弊害（関節拘縮，筋萎縮，末梢神経障害，筋力低下，ADL低下，褥瘡，誤嚥性肺炎など）がより強く現れ，寝たきりにつながる可能性が高くなります．

生活支援！：身体拘束以外に患者さんの安全を守る方法が本当にないのかを検討します．必要があれば家族の協力を得て，なじみのある物を患者さんのそばに置くなど，患者さんが居心地のよい安心できるような環境を整えます．

一般的事項 B. 心のケア

認知症の患者さんに否定や叱責をしてはならない．

認知症では認知機能は低下してきますが，感情や自尊心は残ります．そのため，失敗や間違いは忘れても否定や叱責をされると自尊心を傷つけられたという気持ちだけが残ります．本人の感情に悪影響を与えるだけで，攻撃性が増し拒絶が強くなる原因になり，看護師との関係がうまくいかなくなることもあります．

自尊心の尊重！：患者さんのできないことや間違いを責めるのではなく，残された能力をいかに維持していくかを考えます．できたことは認め，ゆっくりと温かい姿勢で見守ることは，本人の自信につながります．強要や先回りした援助は行わず，患者さんのペースややり方に合わせるよう心がけます．困っている時や患者さんのやり方で不足していることがあれば，声をかけ支援します．説得や説明も効果がないことが多いため，ジェスチャーなどの非言語的コミュニケーションを使いながら，スキンシップを図ることも必要です．認知症の患者さんに対して，言ってもわからないから（覚えていないから），暴言を言うスタッフがいることも残念ながら事実です．患者さんの家族やほかの患者さんが聞いていますし，自分の家族だったらどのように接してほしいかを常に考えながら，どんな患者さんにも丁寧に接することが必須です．

❻ 抑うつ状態やうつ病の患者さんを，励ましてはならない．

抑うつ状態とは，「気分が沈んでいて，意欲，集中力，判断力，思考能力，食欲などが低下している状態」です．さまざまな精神的・身体的症状を抱えていて，頑張りたくても日々の生活だけで精一杯なため，安易に励ますと頑張れない自分を責めてしまい，症状の悪化や自殺企図をまねく可能性があります．抑うつ状態が改善してきたときには活動性も回復してくるため，自殺企図の危険性が高まることがあり注意が必要です．

うつ病支援！：やりたくてもできない，頑張りたくても頑張れない状態の患者さんの気持ちを受け止め，焦らないように伝えます．治療が必要な状態であること，ゆっくりと休養をとることが必要であること，必ずよくなることを説明し，不足しているセルフケアを補います．患者さんができそうな小さな目標を立て，様子をみながらできる範囲で行い，無理をさせないように声かけをします．できたときには評価し，自信を取り戻せるようにかかわります．患者さんの家族や友人にも励まさないよう指導します．また自殺企図をほのめかす患者さんは，一時的にでも危険物（刃物，長いひもなど）をお預かりすることも必要です．また，ルート類や針などの管理にも気を払ってください．抗うつ薬や抗不安薬，睡眠薬を服用している患者さんは，副作用による眠気，ふらつきを起こしやすいため，転倒に注意する必要があります．

一般的事項 B. 心のケア

7

精神疾患をもつ患者さんの家族に対し，精神的なサポートを忘れてはならない．

患者さんの精神疾患について，家族も衝撃や否認，怒りなどの心理的プロセスをたどって受け入れていくことが大切です．患者さんに事実を伝えることで精神疾患が悪化する恐れや，伝えても理解できない可能性がある場合には，家族と相談し患者さんにどこまで伝えるかを検討します．精神疾患をもつ患者さんを支える家族は周囲の理解と協力を得にくいことが多く，看護師による精神的なサポートが重要です．

家族へのサポート！：家族は，患者さんの前で感情を抑制し，看護師や医療従事者の前でも感情を表さないことがあります．看護師には，気持ちをありのまま表してよいことを伝え，その雰囲気をつくることが大切です．家族には，患者さんの状況について正確な情報をタイムリーに提供しますが，医療者の価値観は押しつけないようにします．家族の健康状態に注意し，疲れている時は休養をとるよう促し，必要であれば家族も受診することを提案します．

Chapter I

拒食症の患者さんの言動すべてを信じきってはならない．

拒食のためならどんなことでも行い，さらに，それを隠すための嘘をつく癖があります．これを「虚言癖」といいます．食べたようにみせかけるため，食事を捨てる，かくす，つぶすなどして量をごまかしたり，食事後に無理に嘔吐するなどの行動をとります．そのうえで，「食べた」と嘘をつくことが多いのです．

観察と確認！：看護師の目で実際に食事量を観察し，患者さんの行動も把握する必要があります．また，拒食による低栄養状態や脱水，各臓器の機能障害など，二次的な身体症状（生命の危機）が出現することもあります．そのため，バイタルサインや全身状態，意識状態，血液検査データ，体重の変化などの異常について早期発見に努めるとともに，拒食の発症誘因となった人物や言動などの原因の除去．あるいは軽減をはかることが大切です．

一般的事項 B. 心のケア

がん患者さんを，1人で悩ませてはならない．

がん患者さんは，死と向かい合いながら日々を過ごしています．重い病名や悪い検査結果を伝えられた時は，誰でも不安になり落ち込みます．見通しが立たず，現状に適応できない場合には，日常生活に支障をきたし，病気や治療を受け止めることが困難になります．その場合，適応障害や気分障害の可能性があります．気分障害の患者さんに意思決定を強要し安易に励ますと，精神的に追い込んでしまうことがあります．医療者は「がん患者さんは不安や恐怖から抑うつ的になってもしかたない」と考え，抑うつ状態を過小評価する傾向にあり，患者さんも「がんの主治医や看護師に精神症状について言ってもしかたない」，「言ってはいけない」と考えていることがあります．

心のケア！：周囲の環境を整え，共感的・理解的な態度で話を聞き，患者さんの感情の表出を促します．精神的・身体的につらいことが続く時は専門医に相談し，心のケアを受けることが必要であることを伝えます．いちばん身近にいる看護師が患者さんの苦痛に早期に気づいて声をかけることは必要ですが，看護師の価値観を押しつけないこと，患者さんの望まない心理的な介入はしないことが重要です．状態が少しずつ悪くなっている患者さんがいたら，医師に家族へ十分に説明するよう促すことも大切です．特に，療養病棟に入院中のがん患者さんでは，患者さんや家族への病状説明がおろそかになってしまう傾向があり，注意が必要です．

Chapter I

終末期の患者さんには，否定や安易な肯定をしてはならない．

終末期の患者さんは，生きる希望や期待をもって病気と闘っています．それが非現実的であっても否定して現実を無理に押しつけてしまうと，絶望感が増し生きることを諦めてしまう可能性があります．逆に，安易な肯定的な言動は期待だけをもたせ，結果的には患者さんを落胆させ，患者さんとの信頼関係も失う可能性があります．

全人的ケア！：精神的な苦痛だけに焦点を当てるのではなく，身体的・社会的・スピリチュアル（霊的・宗教的）な側面にも焦点を当てた全人的ケアが必要です．共感的・理解的な態度で接し，患者さんの病気に対する考えや理解度を知り，現実とのギャップを確認します．家族の希望も確認したうえで，患者さんの考えや理解度に合わせて必要な情報を提供します．患者さんと共に達成可能な目標を立て，達成できるように支援します．

II

処方・注射

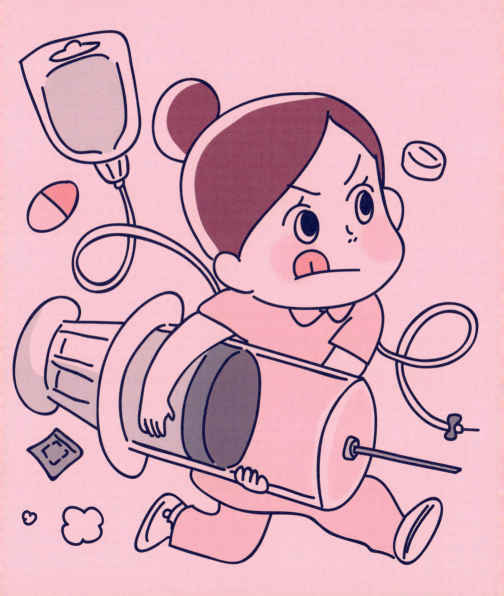

Chapter Ⅱ

医師の処方があったからといって，食物アレルギーや薬物アレルギーの既往を問診せずに薬剤を投与してはならない．

薬物や食物成分に対してアレルギーがある場合，それらが体内に入るとじんま疹や呼吸困難，重篤な場合にはアナフィラキシーショックを呈し，死に至ることがあります．

アレルギーの確認！：アレルギーのある薬剤を投与してはいけないのはもちろんですが，食物由来成分を含有する薬剤も数多くあります．特に乳酸菌製剤，止瀉薬，抗菌薬，ワクチンでは食物由来の成分が含有されているものが多いので注意が必要です．食物全般についてアレルギーの問診を必ず行います．さまざまな薬剤に対するアレルギーを防ぐことを念頭に，牛乳や牛肉，豚肉，鶏卵，鶏肉などに対するアレルギーの既往について重ねて確認しましょう．

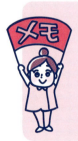
食物アレルギー：小児では，鶏卵や牛乳，小麦，甲殻類，魚介類に対するアレルギー，成人では甲殻類や魚介類，果物のアレルギーが多い傾向にある．経腸栄養剤も牛乳から抽出したカゼインを含むものが多いので注意が必要である．また，ヒトのインフルエンザワクチン製造時に鶏卵を用いているので注意が必要である．

処方・注射

2

医師からの注射・投薬（注射，内服，パッチなど）の指示であっても，用量や単位に疑問をもったまま投与してはならない．

薬剤の用量や単位の指示が，万が一にも間違っていたら大変なことになります．少しでも疑わしい場合には，そのまま投薬せず，必ず医師に確認してください．例えば，mg の単位を g や mL と間違って解釈すると大変なことになります．またヘパリン投与時のように「生理食塩水 38mL ＋ヘパリン 10,000 単位」などと指示されることもあります．薬剤の種類によっては，生命にかかわる状況を招きます．特に，小児や重篤な基礎疾患を有する患者さんへの投与においては，慎重な取り扱いが必要です．

用法・用量の確認！：投与指示の権限は医師にあるとしても，投薬の責任は看護師にあることを自覚してください．指示された薬剤の用量や単位について疑問を少しでも感じた場合は，指示した医師，あるいは周囲の経験豊富な先輩看護師に確認するなどして，疑問を解消してから注射・投薬するようにしましょう．

Chapter II

薬剤を準備するときは，1つの名称が1種類の薬剤しかないと，思い込んではならない．

同じ名称の薬剤でも，量，濃度，使用方法など異なる種類のある薬剤があります．例えば，ソリタ®では，ソリタ®T1・T2・T3・T4・T3Gがあり，しかも，それぞれに200mLと500mLがあり，内容も異なります．また，インスリンでは数十種類の効能が異なる薬品が存在します．20％アルブミンと25％アルブミンなど，濃度の異なるものもあります．同様に，カリウム（K）を投与する際に使用するKCL15％は20mL中に40mEqが含まれますが，アスパラカリウム液では10mL中に10mEqが含まれ，濃度が異なります．医師からの指示が「何を何の目的でどれくらい必要なのか？」という点を理解して投与する必要があります．ほかにも似たような名前で効能の異なる薬剤にも注意しないといけません．例えば，ノルバスク®（一般名：アムロジピン）とノルバデックス®（一般名：タモキシフェン）のように，名称はよく似ていますが，前者は降圧薬，後者は抗悪性腫瘍薬と，まるで効能が異なります．

薬剤投与と確認！：決められた薬剤を間違いなく適切に投与することは，看護師の重要な役割です．薬剤を準備する際は，記載されている「薬品の名前・量・濃度・使用方法」などの指示内容を正確に声に出して読むといった基本的な行いが間違いを防ぎます．特に最近は，<u>後発品（ジェネリック）</u>も多く発売されているので注意が必要です．万が一取り違えに気付いた場合にはすみやかに医師に連絡し，適切な対応を求めます．

処方・注射

薬剤の準備では，外観が似た薬剤との取り違えを起こしてはならない．

輸液製剤やアンプル製剤では，基本的に外観は類似しており，薬剤の色やラベルのみでは判断できません．例えば，ロイコボリン®（一般名：ホリナート）注3mgとビソルボン®（一般名：ブロムヘキシン）注4mgは，外観はよく似ています．しかし，効能はまったく異なります．前者は，低用量では抗がん薬で損傷を受けた正常細胞が立ち直るのを手助けしますが，高用量では抗がん薬とともにがんを攻撃するために働きます．後者は，気道の分泌液を増加させ，痰を柔らかくして痰の排出を助けます．

薬剤の確認！：指示された薬剤と合っているか，声に出して1字1句確認します．他の看護師とダブルチェックすることも大切です．もし，誤って投与した場合には，すみやかに医師に連絡し適切な対応を求めます．

Chapter II

毒薬,麻薬,向精神薬は,ほかの薬剤と一緒に保管・管理してはならない.

「薬事法」,「麻薬及び向精神薬取締法」により,毒薬,麻薬,向精神薬は,ほかの医薬品と区別して,施錠のうえ管理することが定められています.これらの医薬品は,適切な管理・指示のもと適正な量で使用しないと大変危険です.処方にあたっては,専門の麻薬処方箋を用います.

毒薬,麻薬,向精神薬の取り扱い法の順守!:毒薬,麻薬,向精神薬はほかの医薬品とは区別し,施錠可能な保管庫または戸棚などに保管し,常に施錠します.特に麻薬は2ヵ所以上の鍵がかかる専用金庫に保管する必要があります.使用時は,患者名,薬品名,投与した時間・量を正確に看護記録に記載します.毒薬,麻薬,向精神薬に,破損や紛失,盗難などが生じた場合には,すみやかに管理者に報告します.残薬と中止時の薬剤は,すみやかに薬剤部(室)に返却します.

6 麻薬の空アンプルや残薬は,廃棄してはならない.

「麻薬及び向精神薬取締法」により,麻薬管理簿にて使用量と残量を厳重に管理することが定められています.それは,麻薬は麻薬取締法によりほかの医薬品と区別して取り扱うことと,その方法も定められているからです.麻薬の使用に際しては,患者名,住所,病名,麻薬の品名・数量,使用年月日をカルテに記載することが必要です.取り扱いに関しては,ほかの医薬品と区別し,鍵のかかる堅固な設備内に保管しなければならないと定められています.使用後は「施用記録」とともに,空アンプルや残量を捨てずに,また,未使用や使用変更,アンプルカット後の未使用の場合も,すみやかに薬剤部(室)へ返却します.残量の麻薬は,麻薬管理者(主に薬剤師)が他職員の立ち合いのもと処理し,その記録は2年間の保管が義務づけられています.

麻薬の厳重管理!:麻薬管理者は,麻薬品名・使用量などを都道府県知事に毎年届け出ることが定められています.また,麻薬を廃棄する際には,麻薬廃棄届を知事に届け出なければなりません.麻薬使用後の空アンプルや残量は,捨てずに「施用記録」とともにすみやかに薬剤部(室)へ戻します.麻薬の紛失や盗難,残量破棄,その他の事故が起こった時は,麻薬管理者へ報告し指示を受け対応しなければなりません.少しでも疑問をもった場合には,病棟の責任者に報告しましょう.

Chapter II

インスリン用注射器と 1mL 注射器を間違えてはならない．

2003 年までは，インスリンには 1mL が 40U（単位）（U-40）のものと 100U（U-100）のものの 2 種類がありましたが，2004 年 4 月からは 100 単位/mL 製剤のみに統一されています．インスリン 1U は，U-100 では 0.01mL で，インスリン専用注射器の目盛には単位が表示されています．しかし，U-40 の場合に以下のような間違いが起こりえます．「点滴 500mL にインスリン 6U 加えるように指示されたが，1mL 注射器をインスリン用注射器とまちがえ，0.6mL（60 単位）入れてしまった．0.6mL ＝ 6 目盛を 6U と思いこんでしまった」ということが起こります．

インスリン用注射器（U-100）の利用！：インスリン用注射器そのものは包装形態や，目盛の表示が工夫されてはいますが，注意が必要です．

処方・注射

経腸栄養剤を静脈ルートから注入してはならない．

消化器外科領域の手術後や肝硬変症，短腸症候群などの患者さん，あるいは脳神経疾患や高齢で嚥下機能が低下した患者さんでは，しばしば経腸栄養ルートが設定されることがあります．その際，中心静脈栄養（IVH）ルートなど経静脈ルートが併設されていることがあります．経腸栄養薬としての製品は，一般に混濁した乳白（黄）色調を呈しており，経静脈的投与に用いられる脂肪乳剤と外見上似ていることから，経腸栄養薬を経静脈用脂肪乳剤と誤解して投与する事例が発生しています．経腸栄養薬の各栄養成分の粒子の直径は脂肪乳剤に比べて大きく，また血中に入って血中成分との凝集を生じるなどの危険率の高いことが知られています．体内に塞栓物を形成し，重篤なDIC（播種性血管内凝固）や脳血栓，心筋梗塞を生じるなど，きわめて悪い影響を及ぼします．

栄養剤の投与ルートの確認！：経腸栄養薬は，一般に混濁した乳白（黄）色調を呈しており，経静脈的投与に用いられる脂肪乳剤と外見上似ていることから，誤解のないよう確認し投与します．

Chapter Ⅱ

抗がん薬の調整や点滴ボトルへの注入は，防護などの曝露対策をせずに行ってはならない．

抗がん薬は，がん細胞ばかりでなく正常細胞にも同じように影響を及ぼすので，抗がん薬による化学療法では有害事象が出現することがあります．抗がん薬の調製や点滴ボトルへの注入時に被曝して障害を受けないような曝露対策が必要です．実際，抗がん薬が皮膚に付着したり目の中に入ったりすると，皮膚や結膜に潰瘍を生じる危険性があります．付着した薬液量が少量でも，難治性潰瘍などの重篤な障害を引き起こす抗がん薬もあります．注意すべき抗がん薬には，ドキソルビシン（アドリアシン®），ダウノルビシン（ダウノマイシン®），アクチノマイシンD（コスメゲン®），イダルビシン（イダマイシン®），ドセタキセル（タキソテール®），パクリタキセル（タキソール®），ビンクリスチン（オンコビン®），ビンブラスチン（エクザール®），ミトキサントロン（ノバントロン®）などがあります．

抗がん薬の取り扱い方法の順守！：抗がん薬を扱う時は，皮膚や結膜に触れないよう，必ず手袋，ガウン，マスク，ゴーグル，キャップを着用して全身を覆います．注射器で注射バイアルから薬液を吸入する時は安全キャビネット内で行い，薬液が飛び散らないよう十分に注意しましょう．もし皮膚や結膜に曝露してしまったら，すぐに流水でしっかり洗い流し，その後は，障害が出ないか継続して観察していく必要があります．

処方・注射

カルシウム製剤と炭酸水素ナトリウムは，静脈内投与の際に混合してはならない．

炭酸水素ナトリウムの薬液は重炭酸イオン（HCO_3^-）を含んでおり，これがカルシウム製剤の薬液中の Ca イオン（Ca^{2+}）と結合し炭酸カルシウム（$CaCO_3$）として沈殿します．

沈殿物が静脈内に投与されると血管が詰まってしまいます．低カルシウム (Ca) 血症と代謝性アシドーシスを合併した患者さんには，グルコン酸カルシウム（カルチコール®）と炭酸水素ナトリウム（メイロン®）を投与します．これは<u>配合禁忌</u>です．同じルートから投与してはいけません．カルチコール®は，そのほかにアドナ®，ロセフィン®，ウロキナーゼ®，エラスポール®，ソル・コーテフ®，ソルダクトン®，ネオフィリン®，ドブポン®，サイレース®，イソゾール®，ドルミカム®，ペルジピン®，リン酸2カリウムなどとも配合禁忌です．

配合禁忌の確認！：配合変化を起こしやすい薬剤としては，ペルジピン®，オメプラール®，ソルダクトン®，ゾビラックス®，ビソルボン®，フサン®，エフオーワイ®があります．調製した注射薬が白濁したり色調が変化した場合には，薬剤師に相談しましょう．

Chapter Ⅱ

脂肪乳剤を速い速度で投与してはならない．

脂肪乳剤を短時間で投与すると，体の脂肪を処理する能力を超えてしまい血管内で脂肪がたまり脂肪塞栓を起こすリスクが高まります．そのため，投与する場合は，成人では 0.1g/ 体重 kg/ 時間の投与が推奨されています．これは 20％脂肪製剤の場合，体重 50kg の患者さんで 100mL あたり 4 時間の投与という計算になります．患者さんの体重 (kg) ÷ 2mL / 時間を目安にするとわかりやすいでしょう．

投与速度の確認！：脂肪乳剤を投与する場合は，速い速度で投与することは避けましょう．投与時間に不明な点がある場合は，必ず医師に確認しましょう．

処方・注射

脂肪乳剤はフィルターを通して投与してはならない．

脂肪乳剤は，分子が大きいためフィルターを通ることができません．そのため，投与する場合は，フィルターの後から投与する必要があります．同じようにフィルターを通してはいけない薬としては，アルプロスタジル（リプル®），プロポフォール（ディプリバン®），アルブミンなどがあります．

輸液ルートの確認！：脂肪乳剤を投与する場合は，フィルターを通らない経路で投与することを確認しましょう．脂肪乳剤は末梢ルートがあれば，末梢からの投与を優先しますが，中心静脈ルートから高カロリー輸液と一緒に投与する場合は，フィルターの後から投与してください．

Chapter II

採血や注射の後,注射針にリキャップをしてはならない.

針刺し事故の大部分は,使用後の注射針のリキャップ時に起こります.また,リキャップした針を素手で持ち歩いて,キャップがはずれて指を刺したことや,屈曲した針にリキャップをしたため針差し事故を招いたケースもよくみられます.

リキャップの禁止！：基本的には針はリキャップせず,針を捨てる専用のボックスを持ち歩くかトレイなどに入れて,処置が終わった後に捨てるようにします.やむをえずリキャップする必要がある場合は,キャップをテーブルに置き,注射針で引っかけるようにして片手でキャップをかぶせます.その際キャップの先端をおさえると,針がキャップをつきぬけることがあり,きわめて危険です.必ず直視下で,キャップの根元をつかんでリキャップします.翼状針も含めて,誤刺防止機能のついたものが市販されており,これらを利用する方法もあります.

処方・注射

内服薬を，安易に水以外の飲み物で服用させてはならない．

内服薬は，ある種の飲み物と相互作用を起こして効果が低下したり，反対に強くなりすぎたりすることがあります．また，かえって飲みづらくなることがあります．テトラサイクリン系の抗菌薬を牛乳で服用すると，薬が牛乳のカルシウムと結合してキレート化合物をつくり，吸収が低下します．また，カルシウム (Ca) やマグネシウム (Mg) の含有量が多いミネラルウォーターでも同様のことが起こります．グレープフルーツジュースで服用してはならない薬には，降圧薬の Ca 拮抗薬やてんかん薬であるカルバマゼピン（テグレトール®），免疫抑制薬であるシクロスポリン（ネオーラル®），脂質異常症の治療薬であるリピトール®など多岐にわたりますので，グレープフルーツジュースは避けるよう指導しましょう．小児によく処方される抗菌薬のドライシロップなどは，ジュースやスポーツドリンクなどに混ぜると苦くなり，かえって飲みづらくなります．

服薬時の飲水！：水あるいはぬるま湯で服用してもらいます．粉剤が内服しづらい時は，オブラートを使いましょう．

Chapter II

ステロイドや降圧薬, 抗てんかん薬などの薬剤は, 飲み忘れがあってはならない.

処方された薬剤によっては, 飲み忘れによって治療の効果を得られないばかりか, 重篤な障害が生じる場合もあります. 例えば, ステロイドを長期間服用している患者さんが急に飲み忘れると, 急性副腎不全というステロイドホルモンが急になくなった状態に陥ります. 時には, 生命に危険を及ぼすことがあります. 高血圧では, 降圧薬を飲み忘れると治療前より血圧が上昇し(リバウンド現象), 危険なことがあります. 抗けいれん薬は, 一度飲み忘れると急速に血中有効濃度を下回ってしまい, 再び飲み始めてから血液中の有効濃度に達するまでに数日かかります. そのため, 一度の飲み忘れでも影響が大きくなります. パーキンソン病治療薬は, 急に休薬することで悪性症候群が生じることがあります.

薬の飲み忘れ防止！：飲み忘れると特に危険な薬剤については, 患者さん・家族への服薬指導が必要です. また, 退院した患者さんは自己判断で休薬することがありますので, 入院中からその危険性を丁寧に説明しましょう. 何らかの理由で服用ができない場合は, すぐに医師に相談し適切な対応と注意深い経過観察が必要です.

処方・注射

点滴の滴下数は，体位変換や体動により変化することを忘れてはならない．つまり，点滴の滴下数を一度調節したからといって，同じ速度で滴下し続けていると思ってはならない．

点滴の滴下数は，穿刺部位の伸展や屈曲，刺入角度で変わります．留置針の先端が静脈の弁や血管壁面に接触することで変化することも考えられます．また，臥床時と立位時では，穿刺部位と点滴ボトルの高度差が変化することにより，点滴速度も変化します．

点滴滴下の調整・確認！：点滴速度は指示量をもとに，1日量，1時間量，1分量で調節します．指示量が正確に滴下している点滴であっても，体位変換やトイレ，洗面，歩行などの体動後は必ず滴下速度の調節をしなければなりません．そして調節後は，少なくとも15〜30分後に，正しく滴下していることを確認する必要があります．一度調節したからといって，その後も正しく滴下し続けていると思ってはいけません．30分後，1時間後，2時間後と定期的な観察が必要です．観察を忘れないために，タイマーをかけたり確認カードを使用したりするとよいでしょう．滴下速度を患者さん・家族と確認し協力してもらいましょう．

Chapter II

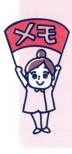

確認カードの例：点滴施行10分後の確認項目

1. ボトルの氏名が伝票とあっている
2. 一般状態の観察（顔色，気分不快など）
3. 刺入部の異常の有無（腫脹，発赤，疼痛）
   → 症状がある時は，血液の逆流を確認する
4. 刺入部の固定がしっかりされている
5. ルートの屈曲，ねじれ，圧迫がない
6. 接続部のゆるみ，三方活栓のコックの方向が正しい
7. ボトル接続部からの漏れがない
8. 滴下筒での滴下確認と調節
   → 良肢位を保ちながら1分間測定

処方・注射

輸液が滴下しない場合には，フラッシュをしてはならない．

フラッシュとは，「噴出する，ほとばしる」といった意味で，ヘパリンや生理食塩液を点滴ライン，カテーテル，ドレーンなどのルート内に流し込んで洗浄する（押し流す）ことです．通りが悪くなったルートの通りの改善やルートの閉塞の予防，薬剤のルート内での混合の防止などを目的に行います．輸液が滴下しない場合は，ルート内に血栓や塞栓ができて閉塞していることが考えられます．ルート内に血栓や塞栓がある状態でフラッシュをすると，塞栓物が肺や脳に流れて血管が詰まってしまい，重篤な合併症を引き起こす可能性があります．

フラッシュの禁止！：注射液が入っていかない場合は，ルート内に血栓や塞栓ができていることが考えられるので，フラッシュ（ヘパリン生理食塩水などで押しこむこと）をしてはいけません．フラッシュをするとそれらの塞栓物が肺や脳に流れて詰まってしまい，重篤な合併症を引き起こすことにつながります．閉塞したルートは新しいものと交換します．点滴ボトルが空になると，血管内に輸液が注入されないため，刺入部が凝血しルートが閉塞してしまいますので，点滴がなくなる前に交換しましょう．また，薬剤の混合で結晶が析出した場合は閉塞の原因になりますので，薬剤師と相談して輸液内容の確認をしましょう．

Chapter Ⅱ

ダブルバッグ製剤で隔壁を開通させないまま投与してはならない．必ず２槽を混合してから投与しなければならない．

ブドウ糖とアミノ酸は時間が経過すると褐色に変化するメイラード反応を生じます．メイラード反応が生じると，栄養成分である糖およびアミノ酸の含有量が低下し，また人体にとって好ましくない反応生成物を生じます．このメイラード反応を防ぐためにダブルバッグになっているのですが，２槽の隔壁を開通させないまま投与すると，アミノ酸だけ，もしくは還元糖だけの輸液となり，必要な栄養が投与できません．また急激な高血糖や低血糖をきたす可能性もあります．

ダブルバッグ製剤の混合！：ダブルバッグ製剤の外装には使用方法が記載されていますので，その順番で準備します．２槽の隔壁を開通した後，バッグの吊架孔【ちょうかこう】(吊り下げ口）に貼られた，赤に白抜き文字で「開通確認」と表示されたシールを剥がします．点滴スタンドセット時や輸液投与開始時にも，開通を確認しましょう．

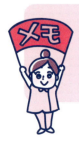
メイラード反応とは？
　還元糖とアミノ化合物（アミノ酸，ペプチドおよびタンパク質）を加熱した時にみられる褐色物質（メラノイジン）を生み出す反応のことをいう．

処方・注射

輸液や輸血をしている側では，採血をしてはならない．

輸液や輸血をしている側からの採血では，検査結果が実施されている輸液や輸血の成分の影響を受けてしまいます．輸液や輸血中に採血が必要となるのは，緊急を要する場合です．例えば，緊急を要する電解質異常では，不正確な検査結果が治療の遅れや誤った治療の選択につながります．

輸液・輸血と採血部位確認！：採血をする際には，患者さんのどこから何が挿入されているのか確認します．点滴バッグから刺入部まで，<u>指さし確認</u>を行いましょう．輸液や輸血をしている側で採血した血液は検査に使えないので，患者さんに事情を説明し理解と協力を得て，違う部位から再度採血を行います．

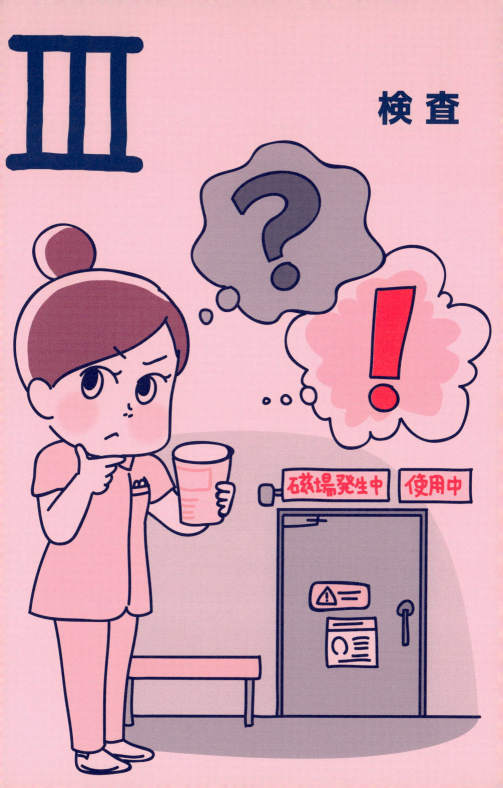

Chapter III

検査のため食事が中止になっても，内服薬も中止になると考えてはならない．

上部消化管内視鏡検査などでは，検査前に一定時間以上の絶食が必要になります．しかし，発作や症状をコントロールしている薬剤の内服を急に中止すると，患者さんの体調が保てなくなり，検査が受けられる状態ではなくなることがあります．例えば，高血圧の患者さんが朝の降圧薬を内服しないと，検査中に血圧が上昇する可能性があります．また，てんかんの患者さんが抗てんかん薬を内服しないと，薬の血中濃度が低下して，検査中に発作を起こす危険性があります．関節リウマチの患者さんが朝のステロイドを内服しないと，関節痛がひどくなり良肢位を保てなくなる可能性があります．絶食が必要な検査でも，内服後に一定の時間をおくことで検査が可能な場合もありますので，疑問がある時は医師に確認しましょう．

内服薬の中止！：検査による絶食の指示があっても，患者さんの内服薬を確認し，必ず医師に内服薬も中止するのかどうかを確認してください．

消化管穿孔や大腸の通過障害・穿孔が疑われる患者さんには，バリウムによる造影検査をしてはならない．

バリウム（Ba：原子番号 56 の元素，アルカリ土類金属の 1 つで，単体では銀白色の軟らかい金属）は，生体内では自然に吸収・代謝されません．長時間消化管内に停滞すると，その水分が吸収され石膏のように硬く固形化します．大腸の通過障害をもつ患者さんにバリウムを経口投与した場合，狭窄部位でバリウムが停留・硬化して，イレウスや穿孔を誘発する恐れがあります．このためすでに消化管穿孔が疑われる患者さんには，バリウムによる造影検査を行いません．行った場合には，穿孔部位からバリウムが腹腔内や縦隔内へ漏れて強い炎症を起こす可能性があります．開胸または開腹術で消化管外に漏れたバリウムの除去が必要になる恐れがあります．

バリウム造影検査の禁止！：大腸の通過障害が疑われる患者さんに消化管造影が必要な場合は，医師に確認しガストログラフイン®などのヨード系水溶性造影剤を用いることがあります．ただし，ガストログラフイン®は，水溶性であるためバリウムのように固形化することはありませんが，高張液のために下痢や脱水を引き起こす可能性があるので注意しましょう．

Chapter Ⅲ

3 MRI検査では，磁気や電磁波の影響を受ける金属類を挿入した患者さんを入室させてはならない．

Magnetic Resonance Imaging（MRI，核磁気共鳴画像法）は，強力な電磁波を発生させて行う検査です．強い磁力によって金属が吸いつけられたり，電磁波によって金属が熱を発生したりします．例えば，患者さんが心臓ペースメーカーや脳動脈用クリップ，人工内耳，人工骨頭などを体内に有する場合には，電磁波による誤作動や破損の可能性があり大変危険です．また，医療スタッフのポケット内のはさみや鉗子類が強力な磁場のために飛び出して怪我をしたり，機械を破損する恐れがあり危険です．

磁器に反応する金属は，MRI検査室へ持ち込まない！：MRI検査室に入る際には，金属部分を有する腕時計や指輪などのアクセサリー，ボールペン，磁気カードなどの所持品を入室前に取り除いておかなければなりません．医療機器・器具である車いすやストレッチャー，酸素ボンベ，人工呼吸器，ドレーン鉗子，輸液ポンプ，心電図モニター，パルスオキシメーターなども持ち込んではいけません．担当者の指示に従い，MRI室対応の機器などに付け替えます．化粧品（アイシャドー・マスカラ）や貼付薬（ニトロダーム TTS®など）には微量の金属類が含まれているものがありますので，チェックリストを作成して注意を喚起するようにしてください．

検査

MRI に対応していない心臓ペースメーカーの植え込み患者さんを MRI 検査室に入れてはならない．

 MRI 検査では，電気的に作動している心臓ペースメーカーを誤作動させる恐れがあり大変危険です．致死的な不整脈を引き起こしたり，ペースメーカーの作動が抑制されてしまう場合があります．

 MRI 検査を受ける患者さんの既往歴の把握！：MRI 検査前には，心臓ペースメーカーを装着していないかどうかを必ず確認しましょう．心臓ペースメーカーや除細動器の装着者には，MRI 検査や X 線検査の前に必ず申し出るように指導しましょう．認知症などで申し出られない患者さんでは，事前に胸部 X 線で確認します．そして，そのペースメーカーが MRI に適用可能な装置か材質かなどの確認が必要です．対応していない心臓ペースメーカーの患者さんが，万一 MRI 検査室に入ってしまった場合は，すぐに医師に報告したうえでバイタルサインをチェックし，心臓ペースメーカーの作動状況を確認します．

MRI 検査を受けるに当たって事前の注意事項

- 腎臓に病気のある方は，必ず事前にお知らせください．
- 検査当日の食事は普通におとりください．指示があった場合は食事を控えていただくこともあります．
- 服用中のお薬は，医師からの指示がない限り通常通り服用してください．
- 次のような方は検査ができない場合もありますので，必ず事前にお知らせください．
  - 心臓ペースメーカー，避妊リングを体内に入れている方
  - 外傷や手術で人工関節，人工内耳，脳動脈クリップ，脳室-腹腔シャント（V-P シャント），ステンレスクリップなどの金属が体内にある方
  - 妊娠中もしくは妊娠している可能性のある方
  - 閉所恐怖症などの狭い場所が苦手な方
  - 刺青（タトゥー）のある方

(医）松和会池上総合病院放射線科

Chapter III

 腰椎穿刺検査直後の患者さんに，坐位や歩行を許可してはならない．

 重篤な合併症を引き起こす危険性があります．腰椎穿刺針が抜去された後は，硬膜とくも膜には小さな孔があいています．坐位や立位により頭部を挙上すると，この孔から髄液が漏れて髄液圧低下による拍動性頭痛や悪心などの症状を誘発することがあります．通常は，穿刺数時間後から認められ，2週間のうちに軽快することが多いとされています．そのほかの合併症には，①脳ヘルニア，②脊髄硬膜外血腫，③感染などがあります．うっ血乳頭があるなどの頭蓋内圧亢進症状がある，出血しやすい状況にある，針を刺す部位に感染がある，脊髄動脈に動静脈奇形があるなどの場合は，腰椎穿刺は禁忌であり，行ってはなりません．

 腰椎穿刺後は仰臥位での安静！：腰椎穿刺後の患者さんは枕をはずし，仰臥位で約2時間程度の安静が必要です．それでも頭痛が発生したら，さらに穿刺部位の圧迫や仰臥位での安静，多めの水分摂取，輸液，鎮痛薬などで対処します．腰椎穿刺後すぐに歩かなくてよいように，施行前には排尿・排便をすませておくように指導しましょう．

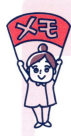

腰椎穿刺の体位と実際：内科病棟救急対応マニュアル（東京：中外医学社；2008. p.59-60）

腰椎穿刺

A. 腰椎穿刺の体位
左側臥位で，両膝を抱え込むような態勢（術者が左利きの場合は右側臥位）．

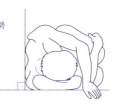

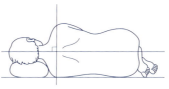

Jacoby 線

B. 腰椎穿刺の体位
左右腸骨稜の上縁を結ぶ Jacoby 線を目安として，L4〜5 間．または L3〜4 間．

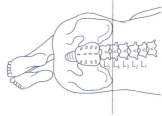

C. 腰椎穿刺の実際
図のように穿刺針をしっかりと保持する．皮膚の穿通時には，穿刺部位の皮膚の tension をかけ，刺入の際に過度の力が加わらないようにする．

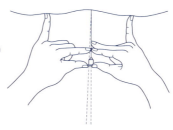

6

 救急で患者さんの検査を行う場合は，個人防護具（personal protective equipment：PPE）を使用し，標準予防策を怠ってはならない．

 救急での来院の場合，その多くは事前に患者さんの詳細な情報がありません．患者さんの処置を行う場合には，感染症歴もわかりませんので<u>標準予防策</u>による感染予防に努める必要があります．

 PPE の使用！：救急処置室で処置にあたる場合には，標準予防策として，ディスポーザブルの手袋，マスク，ゴーグル，ガウンなどの<u>個人防護具</u>（personal protective equipment：PPE）を使用します．PPE 使用の目的は，患者さん・家族への感染予防と医療従事者への職業曝露の予防の 2 点です．後者の場合は，とくに血液・体液への曝露の危険性を考慮して PPE を選択し装着することが重要です．感染症および感染対策にかかわる各種ガイドラインや各施設の感染予防策（マニュアル）などを参考にします．

検査

誤嚥した患者さんは，その後も注意深い観察を怠ってはならない．

咽頭や喉頭の手術，脳梗塞・脳出血などの頭蓋内疾患，認知症などで正常な嚥下運動が障害されると，食物が気道に流入する誤嚥が起こることがあります．発熱，咳，膿性痰などの症状が出た場合は，誤嚥による肺炎を疑いますが，典型的な症状が出ないことがあります．「なんとなく元気がない」，「食欲がない」，「のどがゴロゴロする」などの非特異的な症状で発症することもあるので，注意が必要です．特に，高齢者では誤嚥による肺炎（誤嚥性肺炎）は致命的となる場合があります．

誤嚥後の注意！：誤嚥が疑われたら，熱型に注意し呼吸音のチェックをします．また，必要に応じて胸部 X 線撮影・CT 検査をし，慎重な経過観察を行います．

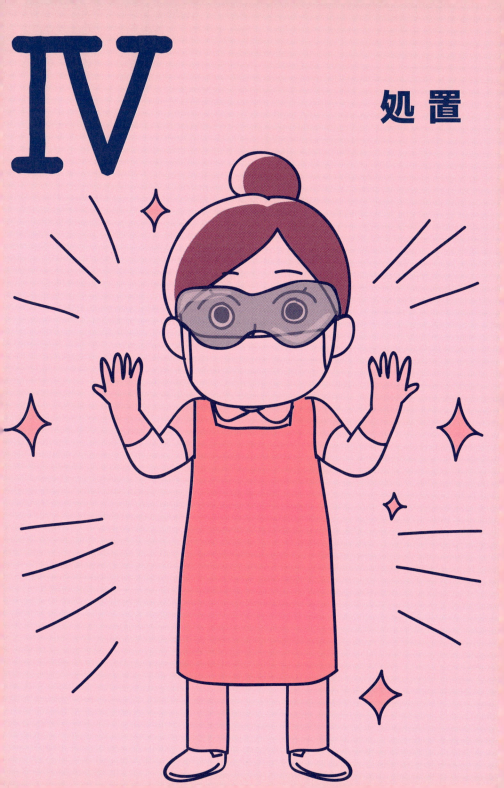

Chapter Ⅳ

1

挿管中の患者さんの気管チューブの位置や閉塞の有無の管理を怠ってはならない．

気管チューブの位置がずれると，さまざまな呼吸器合併症が起こります．気管チューブの位置がずれると，片肺換気や抜管の可能性があり危険です．適切なチューブの先端位置は，気管分岐部の4〜5cm手前です．挿管後は，上顎にしっかり固定します．観察者が代わってもずれていないか確実に把握できるように，気管チューブの口元の固定部分にマーキングします．さらに，気管チューブが喀痰や凝血塊で閉塞すると，一方向弁となり肺の過膨張をきたして気胸を起こし，換気不全となります．

気管チューブの位置と閉塞の有無の確認！：気管チューブは，挿入時の胸部X線写真によるチューブの先端位置（深さ）の確認と，その後の継続したモニター管理（カプノメータ，カプノグラフィ）が重要です．抜け落ちるほどの浅さ，首の角度や体位変換で分岐部に接触し損傷しそうな深さは，避けます．また，呼吸器の加湿器の水がなくなると，気管チューブが乾燥した粘液や凝血塊で閉塞したり，一方向弁となり肺の過膨張をきたして気胸を起こし換気不全となります．長期人工呼吸器依存時には，定期的な気管内洗浄が必要です．また，1週間を超える気管挿管は，気管切開へ切り替えることが推奨されています．気道内損傷をきたさないように吸引チューブの挿入長，陰圧の強さなどにも注意します．

処置

挿管時,スタイレットの滑りをよくする目的で気管チューブにリドカイン(キシロカイン®)スプレーを噴霧してはならない.

気管チューブにリドカイン(キシロカイン®)スプレーを噴霧すると,チューブの劣化が生じます.劣化部が破損することで,適切な換気ができなくなる恐れがあります.

挿管時のリドカイン(キシロカイン®)ゼリーの使用!:気管チューブにはリドカイン(キシロカイン®)スプレーの噴霧ではなく,ゼリーを使用しましょう.

Chapter IV

口腔内を吸引したチューブで気管内を吸引してはならない.

口腔内を吸引したチューブで気管内を吸引すると，口腔内の細菌により肺炎になる恐れがあります．

吸引チューブの区別！：口腔内を吸引するチューブと気管内を吸引するチューブは常に区別しておきましょう．

処置

気管チューブのカフ圧は，むやみに上げてはならない．

気管チューブのカフは，陽圧呼吸によって気管内に送り込まれたガスのリークを防止し，換気を維持する目的があります．そして，口腔から気管への分泌物や血液，胃液などの垂れ込みと不顕性誤嚥を防ぐ役割もあります．<u>カフ圧</u>は，体動などの圧力やわずかなエア漏れなどによって時間とともに低下します．しかし，逆にカフ圧を上げすぎると，カフと接触する気管壁が圧迫され，粘膜の虚血から潰瘍や壊死，肉芽の形成を起こしてしまう危険性がありますので，<u>絶対に高圧にしてはいけません</u>．一方，カフ圧が低すぎると（20mmHg 以下）エアリークが生じ，適切な換気が維持できないばかりか，灌流障害による浮腫を引き起こします．さらに，血流が阻害されることによって気管壁に非進行性の粘膜障害が生じるといわれています．

カフ圧の管理！：一般的に耳朶（みみたぶ）くらいの硬さが適当といわれていますが，きっちりと<u>カフ圧計</u>で測定します．勤務帯ごとにカフ圧を測定し，20 〜 25mmHg 内になるように調節します．また，カフエアが何 mL 入っているかもチェックします．5 〜 8mL が目安とされています．また，カフ圧低下の評価として，患者さんの声漏れはないか，気道内圧や換気量の低下がないかを観察します．

Chapter Ⅳ

気管内の吸引は，2 時間おきなどのルーチンとして行ってはならない．

日本呼吸療法医学会から，人工呼吸器装着中の患者さんに対する「気管吸引のガイドライン」（2013 年最終改訂）が示されていますが，具体的な気管吸引の回数については明記されていません．気管吸引を行うと肺内の酸素が吸引され，吸引時間が長ければ肺内酸素量の低下や肺胞虚脱などが生じて，<u>低酸素血症</u>に陥りやすくなります．

気管内吸引法の確認！：気管内吸引で痰がたくさん引けるからといって，吸引時間を長くしてはいけません．開放式の気管吸引中は，患者さんはまったく呼吸ができないと考えてください．また，閉鎖式であっても，吸引中は換気量が大幅に下がります．気管内吸引はルーチンに行うのではなく，視診・聴診やモニタリングなどのアセスメント（評価）により統合的に判断し行う<u>看護ケア</u>です．気管内吸引に頼る前に，患者さんに咳嗽を促したり，体位変換などの侵襲的でない<u>排痰法</u>も組み合わせます．気管切開を受けた患者さんや呼吸筋が弱く拘束性換気障害の患者さんでは，吸引時間を延ばすと低酸素血症や窒息に陥るリスクが高くなります．経鼻的に気道の痰の吸引を行う場合には，吸引圧をかけ続けると粘膜から出血することがあります．吸引カテーテル挿入から抜去までの全操作は，20 秒以内に終わらせます．成人では 10 〜 15 秒以内，小児は 5 〜 10 秒以内で行うのが安全です．気管吸引時は，パルスオキシメーターで酸素飽和度を観察しながら実施することも重要です．閉鎖

式吸引カテーテルは，陽圧換気を行ったまま吸引できるため，低酸素血症や肺胞虚脱のリスクを軽減させることができます．患者さんの呼吸状態や肺機能の低下が著しい場合は，閉鎖式システムを選択しましょう．

高濃度の酸素は，長時間投与してはならない．

長時間にわたる高濃度酸素の投与は，酸素中毒の原因となります．高濃度酸素を長時間吸入すると，次第に肺気量の減少が起こり，深呼吸時の前胸部不快感や激しい咳嗽，吸気時の灼熱感，呼吸困難などの症状が出現します．肺の細胞に変化が生じれば，無気肺や肺水腫，肺出血などから重篤な呼吸不全となります．肺線維症になると，慢性呼吸不全へ移行します．

酸素吸入！：酸素濃度を 40〜50％以内にとどめることが，酸素中毒の予防になります．高濃度酸素の投与時間の限界を知っておくことが重要です．酸素濃度 100％は 6〜8 時間まで，90％では 12〜24 時間まで，80％では 24〜48 時間までとされています．酸素投与を中止することで，元の状態へ回復します．PaO_2 が上昇して呼吸の減弱が起こり，脳への麻酔作用から生じる CO_2 ナルコーシスの症状がないかを確認します．

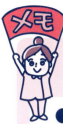

酸素投与法の実際 (内科病棟救急対応マニュアル. 東京: 中外医学社; p.162)

酸素投与法

呼吸困難が軽度～中等度の場合，鼻カニューラなら 2～3L/分，酸素マスクなら 4L/分程度から開始する．重症ではリザーバ・バッグ付きマスクで 10L/分程度から開始する．血液ガス分析の結果を参考にしながら酸素投与を開始し，PaO_2 を 100Torr 以上に保つようにする．低酸素血症のない場合は，酸素投与は必要ではない．慢性閉塞性肺疾患を合併している場合は，高濃度の酸素投与により CO_2 ナルコーシスが誘発されることがあり，注意が必要である．

A. 鼻カニューラの装着法　　B. 酸素マスクの装着法

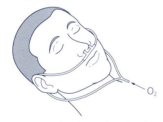 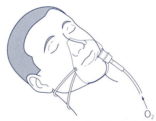

2つの酸素吹き出し口を正確に鼻の中に入れて顔に固定する．　　マスクで鼻と口を覆い顔に密着させて固定する．

C. リザーバ・バッグ付きマスクの構造と装着法

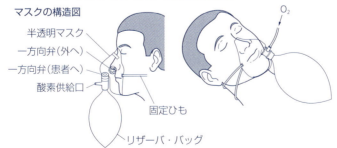

マスクに酸素貯留用の袋（リザーバ・バッグ）を付けることで，より高濃度の酸素を吸入させることができる．

Chapter IV

7

患者さんの血液や体液に接触・曝露する可能性がある場合には，標準予防策を怠ってはならない．

<u>標準予防策</u>とは，すべての患者さんに対して標準的に行う（最低限実施すべき）感染予防策です．血液やそのほかの体液への接触を最小限にすることを目的とし，①血液，②体液（汗を除く），③粘膜，④損傷した皮膚への接触を対象とします．患者さんと医療従事者の双方に対して病原微生物への曝露を防ぎ，交差感染を防止します．検査結果だけで感染症の有無を判断するのは限界があり，潜伏期間中の場合は検査しても保菌者かどうかわからない場合があるため，感染症の有無にかかわらず実施が必要です．たとえ，患者さんの血液や体液に曝露するリスクがわずかであっても，必要な<u>個人防護具</u>（personal protective equipment：PPE）を必ず着用します．個人防護具（PPE）とは，手袋やマスク，ビニールエプロン，ガウン，ゴーグル，フェイスシールドの総称です．

PPEの使用！：ハイリスクな体液は，血液，母乳，痰，精液，腟内分泌物，脳脊髄液，心膜液，胸水，腹水，羊水，滑液などですが，尿・便・鼻汁・唾液・吐物なども<u>標準予防策</u>の対象です．廃棄物の処理や汚染リネンの処理，汚染器具，鋭利物品を取り扱う際にも，血液や体液に曝露するリスクがあるため標準予防策を実施します（Chapter Ⅲ 6：p.58 参照）．

処置

義歯の確認をしないで，高齢者に人工呼吸を行ってはならない．

高齢者には義歯をしている人が多いのです．義歯がはずれて口腔内にあることを確認しないで人工呼吸を開始すると，義歯が気道内に押しこまれ，気道の狭窄や閉塞をきたします．

義歯の確認！：人工呼吸を開始する前に，口腔内を確認する必要があります．また，義歯がはずれていない場合には，はずさないほうが空気漏れがなく人工呼吸が円滑に行えます．

Chapter Ⅳ

❾ 寝たきりの患者さんや人工呼吸管理中の患者さんの義歯は不潔にしてはならない．

寝たきりの患者さんは自分で口腔内清掃が十分にできないため，介護者が注意しないと，不潔な口腔状態で生活することになります．また睡眠中は，唾液分泌量は減少するので，唾液による口腔内の自浄作用は期待できません．至適な温度と湿度および豊富な栄養が存在するために，口腔内には微生物が急速に増殖し，口腔粘膜疾患が発症します．寝たきりの患者さんは，睡眠時には口腔内に貯留した唾液を少量ながら誤嚥しています．汚れた唾液の誤嚥をくり返すと誤嚥性肺炎になります．人工呼吸管理中の患者さんは，唾液が気管に流れやすく，誤嚥を完全には防げません．

義歯の清潔化！：義歯は常にきれいな状態でなければいけません．食事後できるだけ早く義歯と口腔内を洗浄し，食事だけでなく間食の時間も一定の間隔として，常に口腔内に食べ物がある状態は避け清潔に保ちます．口腔内へ分泌した直後の唾液はきれいですが，汚れた義歯を装着している場合や歯を磨かない状態の口腔内では，それらの汚れが混じるため微生物を多く含む不潔な唾液になります．

処置

10 傾眠状態や意識レベルが低下している患者さんに,義歯を装着させてはならない.

体重の減少や意識レベルの低下によって,口腔粘膜の乾燥や歯茎がやせることにより,義歯が適合しなくなることがあります.適合しなくなると,義歯は舌や口唇の動きで簡単にはずれます.傾眠状態や意識レベルが低下している患者さんは,義歯が脱落しても気がつきません.脱落した義歯を誤飲・誤嚥して気道が閉塞する恐れがあります.
また,義歯のクラスプ(義歯を歯に固定しているバネ)は細くて先端が鋭利なため,誤飲・誤嚥すると,気道や食道の粘膜を損傷し,穿孔する可能性があります.

義歯の装着!:患者さんに義歯を装着させるかどうかは,傾眠状態や意識レベル,装着後のリスクをよく検討し,義歯の誤飲・誤嚥や紛失がないよう管理する必要があります.義歯は,1日に1回は専用の洗浄液につけて清潔に保ちましょう.また,義歯は眼鏡などと同様,患者さんの身体の一部であり,高価なものでもあります.その取り扱いには十分注意しましょう.

Chapter IV

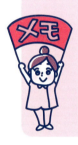

がん患者さんの口腔ケア：がんの治療を受けている患者さんの口腔ケアが注目されている．がん化学療法や頭頸部がんで放射線治療を受けた場合，口腔粘膜が障害され口腔粘膜炎が生じ，潰瘍部位からの感染や，痛みで経口摂取できないなどの有害事象が生じる．また，免疫不全によって口腔内の感染症が生じやすく，誤嚥性肺炎のリスクも高まる．

歯周病（歯槽膿漏）ってどんな病気？：歯周病は，細菌感染によって引き起こされる炎症性疾患である．歯と歯肉の境目（歯肉溝）の清掃が行き届かないと，そこに細菌が停滞（歯垢の蓄積）し歯肉の辺縁が炎症を起こし発赤・腫脹する．しかし，痛みはほとんどないので発見が遅れる．進行すると歯周ポケットと呼ばれる歯と歯肉の境目がふかくなり，歯を支える土台である歯槽骨が溶けて歯が動く状態となり，最後は，抜歯が必要になる（日本臨床歯周病学会）．

11

絶食・経管栄養の患者さんには口腔ケアが不要と思い込んではならない．

食事をしていないと，咀嚼による唾液の分泌が促されないため，唾液の分泌量が低下します．このことは，口腔内の自浄作用の低下につながっています．この状態で唾液を誤嚥すると，誤嚥性肺炎のリスクが高くなります．絶食や経管栄養によって口腔内への刺激がなく，嚥下機能も長期間使わないと摂食・嚥下器官が廃用（長期間使わないことで機能が失われること）をきたします．

口腔ケア！：食事をしていなくても口腔ケアは必要です．口腔ケアは，口腔内を清潔に保つだけでなく，口腔内の刺激が唾液の分泌につながり，口腔内マッサージが口腔機能を高め経口摂取の向上へとつながる大切なケアです．

Chapter Ⅳ

口腔内の消毒は，むやみに行ってはならない．

口腔内には常在菌がいて，これらは病原性菌に対して防御機能の役割を果たしています．口腔内を消毒することは，この常在菌をも死滅させてしまうことになります．一方，口腔内から除去したい細菌は歯垢（しこう）などに含まれていて，これらは歯の表面に強力に付着しているので，消毒薬の含まれたうがい程度では除去することができません．

頻回の口腔内消毒禁止！：口腔ケアの基本は，歯ブラシなどを用いたブラッシングによる歯垢の除去です．クロルヘキシジン（ヒビテン®溶液など）は，皮膚に対する刺激が少ない有効な生体消毒薬ですが，腹腔内粘膜への大量投与によりアナフィラキシーショックがみられることから，現在は口腔を含む粘膜への使用は禁忌となっています．

13

口腔ケアは，マスク，手袋，ゴーグルを着用せずに行ってはならない．

口腔ケアは，患者さんの口腔内に触れるため，咳嗽反射を引き起こす可能性があります．このため，口腔ケアを行う看護師は，唾液の飛沫に曝露し感染するリスクがあります．また，口腔粘膜は傷がつきやすく感染しやすい状況にあるため，口腔ケアを行う看護師は，患者さんに感染させないように配慮する必要があります．

口腔ケアでの予防策！：看護師自身が感染源にならないように，標準予防策を実施しましょう．口腔内は，他人には見せたくない部分でもあります．そのような患者さんの気持ちを忘れずに声をかけること，手際よく短時間で行うこと，爽快感を得られるようにする配慮が必要です．目の粘膜から飛沫感染するリスクがあるため，ゴーグルやフェイスシールドつきのマスクが必要です．同じく，飛沫による気道感染を防ぐため，また看護師から患者さんへの飛沫感染を防ぐためにもマスクが必要です．口腔粘膜に触れるため，手袋は当然装着します．

Chapter IV

口腔ケアは，口腔内が乾燥した状態で行ってはならない．

口腔粘膜は，損傷しやすい組織です．唾液により保湿されていることで粘膜は保護された状態にありますが，口腔内が乾燥した状態では，粘膜の保湿が少なくブラッシングによって粘膜の損傷につながります．口腔内環境の乾燥は，唾液分泌が低下したことで起こります．唾液分泌が低下すると唾液の役割である口腔内の自浄作用が低下し，感染症が発生しやすくなります．高齢者では，疾病により内服薬を服用している患者さんが多くみられます．その薬のなかに，唾液の分泌を抑制する作用のある薬も含まれていることがあります．また，高齢者は積極的な水分摂取が減少するため，口腔内の乾燥が顕著になります．

粘膜の保湿ケア！：口腔ケアを行う前に，保湿剤が配合された洗口液などを粘膜に塗布し保湿ケアを行います．

15 舌苔は,無理やりこすり落としてはならない.

舌苔とは,舌の糸状乳頭部に食物残渣,老廃物,粘液などが付着したもので,病的なものではありません.しかし細菌が付着しやすい環境にあるため,取り除くケアを行うことは必要です.舌苔はブラッシングで落としますが,無理に1度に落とそうとしてはいけません.一度に落とそうとして舌の味蕾を傷つけ,感染の原因や味覚に支障をきたす可能性があるからです.また,強くブラッシングすると,舌の粘膜を傷つける可能性があります.

舌苔処置!:舌は,摂食・嚥下において咀嚼,食塊形成,食物の送り込みなど大切な役割を担います.舌の粘膜を損傷させ,疼痛を伴ったりすると,摂食・嚥下機能にも影響を及ぼすことになります.舌苔のブラッシングは,弱い力で清掃する程度にします.<u>舌苔専用のブラシ</u>もあります.

Chapter IV

16

嚥下障害の患者さんの食事では，食物を多量に口腔内に入れてはならない．

嚥下障害は，脳血管障害などの大脳や脳幹部の病変やパーキンソン病，筋萎縮性側索硬化症，重症筋無力症，舌腫瘍などの疾患により起こります．これらの疾患により口唇や舌，咀嚼筋，舌骨，喉頭の運動が不良になるため，口腔内に食物を入れても，咀嚼や食塊形成が十分にできなかったり，食塊の送りこみが困難であったり，食物が喉頭や気管内へ侵入（誤嚥）したりすることがあります．固形物では少量ずつならば誤嚥が生じなくても，量を多く口腔内に入れると誤嚥を生じやすくなります．また病態によっては，液体の方が誤嚥しやすいことがあります．

食事内容の確認！：食物は量だけではなく，形態（液体はその粘度，固体は食塊のできやすさ）にも注意が必要です．その他，姿勢も嚥下の能力に大きく影響します．したがって，食事のときの患者さんの体位にも注意を払う必要があります．

17

長期臥床の患者さんに対し，深部静脈血栓症の予防を怠ってはならない．

下肢の静脈に血栓ができ，それが剥がれて血流に乗り，肺動脈で詰まる肺塞栓症が引き起こされることがあります．肺塞栓症は，肺への血流の流入と酸素の供給が低下し，生命にかかわる重篤な肺障害です．手術後に突然呼吸困難を引き起こした患者さんをみたら，肺塞栓症の可能性を考えます．手術侵襲に伴う①血液凝固能の亢進，②静脈壁（内皮）の損傷，③静脈血のうっ滞が要因（ウィルヒョウの3徴）といわれています．長期臥床のほか，下肢の術後の安静，肥満，経口避妊薬の使用中などは，発症のリスクが高いといわれています．

弾性ストッキングや間欠的空気圧迫装置の使用！：弾性ストッキングや間欠的空気圧迫装置は，下肢を圧迫して深部静脈の血流を増加させる効果があり，深部静脈血栓症の予防に有効です．これらは医師の指示のもとで使用します．患者さんが十分に歩行できるようになるまで使用し，使用中は随時観察を行うとともに記録を残すことが重要です．手術後や患者さんが初めて離床する時は，深部静脈血栓が剥がれ肺へ運ばれて肺塞栓症を起こすリスクが高いため，酸素飽和度モニターを準備し，医師と看護師が同席して観察しながら実施する必要があります．

Chapter Ⅳ

胸腔ドレナージでは,水封室のエアリークのサインや呼吸性移動の消失を見逃してはならない.

肺から胸腔内に空気が漏れている状態をエアリークといい,肺胞虚脱が起きている可能性があります.呼気時に水封室から空気がプクプクと気泡になって出てくるのが,エアリークのサインです.呼吸性移動とは,呼吸に合わせて水封室の液面が上下することを指します.ドレーンが屈曲または閉塞すると,呼吸性移動が消失します.

エアリークの確認!:胸腔ドレナージの観察では,設定位置や排液の量・性状のほかに,チェストドレーンバック水封室のエアリークのサインや呼吸性移動の観察が重要です.気胸の脱気目的以外でドレーンが挿入されているときにエアリークが生じた場合は,肺から胸腔内へ空気が漏れ,肺胞虚脱が起きている可能性があるため医師に報告します.肺が十分に拡張して胸腔内が狭くなると呼吸性移動は消失します.しかし,ドレーンの屈曲や閉塞時も呼吸性移動が消失するため,固定の状態などドレナージの観察を継続します.

処置

発赤を，軽度の褥瘡と思ってはならない．

通常の発赤は，圧迫を解除できれば徐々に治癒しますが，疼痛や硬結を伴う栗色または紫色の変色は，DTI（deep tissue injury，深部損傷褥瘡）と呼ばれ，発見時に既に深い褥瘡である可能性があります．DTI は，比較的体格のよい患者さんの術後に発見されることが多いと言われています．この DTI は，発見時は皮膚の変色だけで損傷はありません．しかし，どんなに適切に局所ケアを行ったとしても，数週間後に，次第に浸出液が出てきて，変色していた部分は完全に壊死して崩壊します．このような経過をたどるのは，圧迫やずれによって深部の軟部組織が先に損傷を受け，それが次第に表層に現れてくるためです．

皮膚発赤の確認！：色の濃い発赤を発見したら，疼痛と硬結の有無を確認します．DTI の診断には，超音波検査が有効です．圧迫のコントロールができた後も，DTI の継続的な観察と治療が必要です．

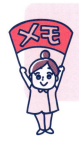

褥瘡とは？：寝たきりによって，体重（自重）で圧迫されている部位の血流が悪くなり，皮膚の一部が赤い色味をおびたり，ただれたり，傷ができてしまう状態である．一般には，「床ずれ」ともいわれている．

Chapter IV

20

脆弱な皮膚の患者さんに包帯交換を行う場合は，皮膚に直接テープを貼ってはならない．

皮膚が脆弱な患者さんは，移動の介助などの際に皮膚剥離を容易に起こしてしまいます．医療用粘着材（テープ）の使用時には，「成分・素材」による接触性皮膚炎と，皮膚から剥がす時の「外力」による剥離刺激に留意する必要があります．特に，高齢者，浮腫，腎障害・透析，膠原病，長期ステロイド服用，乾癬・天疱瘡・先天性表皮水疱症などの患者さんは，皮膚の状態が非常に脆弱です．そのため，テープによる皮膚障害が起こりやすく，皮膚障害を起こしてしまった場合には治療しにくいことがあります．また，膠原病や肝硬変の患者さんも皮膚が脆弱であることが多く，注意する必要があります．

包帯交換とテープ！：包帯またはチューブ状包帯を活用して固定します．どうしてもテープ固定が必要な部位には，低刺激性の粘着材を使用したテープ，シリコンジェルを使用したテープ，剥離時に角層の剥離が少ないものを選択します．また，テープやフィルムを剥がすときは，一般的に，テープは180度反転して，フィルムは水平方向に引き伸ばしながら剥がすと，皮膚への負担が軽減できます．皮膚の脆弱な患者さんの情報をあらかじめスタッフ間で共有し，皮膚剥離を起こさないように慎重に介助します．

21

天疱瘡の包帯交換では，皮膚に直接テープを貼ってはならない．

天疱瘡では，外的刺激により表皮剥離や水疱形成を引き起こす「ニコルスキー（Nikolsky）現象」がみられます．そのため，健常部に直接テープでガーゼや点滴針などを固定すると，その部位に水疱やびらん，潰瘍を形成することがあります．

包帯交換と固定！：水疱やびらん，潰瘍の予防のため，原則として可能なかぎり包帯で固定することが必要です．このニコルスキー現象は，熱傷やSSSS（ブドウ球菌性熱傷様皮膚症候群），中毒性表皮壊死症（TEN）型薬疹などでも認められるので注意が必要です．

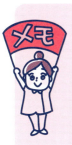

ニコルスキー現象とは？
　皮膚に起こる症状の一つで，一見正常に見える皮膚だが表皮は薄く，こすると剥離や水疱ができる．天疱瘡や中毒性表皮壊死症などでみられる．

中毒性表皮壊死症とは？
　全身倦怠感とともに高熱がみられ，ほぼ全身の広い範囲で紅斑や水疱，表皮剥離，びらんが起きる重症の薬疹（薬の副作用による皮膚の反応）である．

22

疥癬の患者さんに直接接触してはならない．

疥癬は人疥癬虫（ヒゼンダニ）の皮膚寄生により生ずる皮膚疾患です．おもに皮膚と直接接触することにより感染します．また，血圧計のマンシェットなどを介して，他の患者さんに伝播することもあります．特に抵抗力が低下した患者さんや，湿疹と誤診されたために副腎皮質ステロイドホルモンを外用された患者さんなどが，重症化（ノルウェー疥癬）し，院内感染を引き起こすケースもあります．

疥癬対策！：疥癬患者に接する場合は，医療従事者はガウン，ゴム手袋，ディスポーザブルの帽子など（PPE）を着用する必要があります（Chapter Ⅲ 6：p.58，Chapter Ⅳ 7：p.70 参照）．また，入院の患者さんの場合では，患者間の感染を防止するうえでも，できるだけ患者さんを隔離する必要があります．

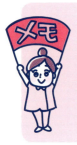
ノルウェー疥癬とは？
　一般の疥癬に比べてヒゼンダニの寄生数が遥かに多く（100万匹以上），免疫力が低下した患者さん（高齢者や重症の感染症の患者さん），免疫抑制薬やステロイドを使用している患者さんに発生しやすいとされている．感染力が極めて強い．

処置

ヨード過敏の既往のある患者さんに，ポビドンヨードで皮膚の消毒をしてはならない．

ポピドンヨードに過敏である患者さんでは，局所の皮膚炎のみならず，皮膚からの経皮吸収により全身過敏症状を引き起こします．例えば，頭痛や鼻かぜ様症状，喉頭浮腫，呼吸困難などです．

ヨード過敏症対策！：ポビドンヨードではなく，ヨードを含有しない消毒薬［グルコン酸クロルヘキシジン（ヒビテン®）など］を使います．

Chapter Ⅳ

24 便秘の患者さんに，安易に下剤の服用を勧めてはならない．

便秘とは，「普通の食事をしていながら数日間以上便通がなく，かつ排便間隔が不規則になった状態」です．排便間隔が空いても，規則性があれば，便秘とはみなしません．便秘の原因には，①加齢による飲水量・活動量・筋力の低下，②排泄習慣，③薬剤，④プライバシーの問題など多数あります．下剤を使用することによって，急激な腸蠕動から腹痛や血圧低下をきたすことがあります．また，患者さんに自然排便を促す方法を試みることで便秘を改善できることもあり，安易に下剤を勧めてはなりません．

便秘対策！：自然排便を促すために，便の量・硬さ・回数，排便時の腹痛や腹部違和感の有無，排便後の残便感の有無などを聞き取り，便秘か否かを評価します．

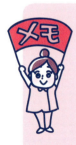

自然排便を促す方法は?
1) 排便を我慢しない：便意を感じたらすぐに排便を試みる
2) 排便を習慣づける：毎日，決まった時間に排便を試みる
3) 出やすい便にする：食物繊維の多い食物や水分を摂取する
4) 便を出す筋力をつける：ストレッチなどで腹筋を鍛える．
自然排便を試みても便秘が改善しない場合は，大腸のポリープや腫瘍，炎症などによる狭窄・通過障害，自律神経系の異常による運動不全なども考えられるので，医師の診察が必要である．

処置

重度の便秘の患者さんに,安易に浣腸してはならない.

生理食塩液や微温湯による浣腸の場合には,200〜300mLという大量の浣腸液を注入するため,注入時に腸に大きな圧力がかかります.石のように便が固くなった重度の便秘の患者さんに浣腸を行うと,腸管内圧が上昇し腸穿孔を起こすことがあります.

摘便!:便が直腸内に停滞している場合には,摘便を行います.摘便は介助者が潤滑油を塗った指を直腸内に挿入し,貯留している便を体外に排出する方法です.直腸粘膜を刺激して,排便反射を促す効果もあります.自然排便を促す方法や適応があれば下剤の使用も考えられます.

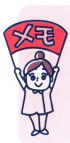

浣腸の禁忌
- 腸穿孔の恐れがある場合
- 腸管の炎症や麻痺,出血,急性腹症の疑い
- 強い全身衰弱
- 下部消化管手術直後
- 頭蓋内圧の亢進

26

浣腸液は，温めずに注入したり，急速に注入してはならない．

冷たい浣腸液を注入すると，腸壁の毛細血管が収縮して血圧を上昇させたり，腸管の攣縮を引き起こします．また，腹痛や，ひどい場合にはショック状態となることがあります．血圧上昇のリスクがあるため，脳血管障害や心疾患の患者さんに浣腸を施行する場合は，特に注意が必要です．浣腸液は直腸温よりもやや高めがよく，通常直腸温は腋窩温よりも1℃ほど高いため，浣腸液は約40℃が適温です．浣腸液の温度が高すぎ（43℃以上）でも腸粘膜に炎症を起こす可能性がありますので注意してください．浣腸後の排便時や排便後に，血圧が低下する（ショック状態となる）ことがあるので，浣腸後のトイレでは，ナースコールの位置を確認してもらいます．

緩徐な浣腸！：浣腸液の注入は患者さんの状態をみながらゆっくりと行います．浣腸液の急速な注入は，腸管の拡張を招き，腹痛や悪心，嘔吐の原因となるからです．特にイルリガートル（イリゲーター）からの落差による注入時には，注意すべきです．患者さんが腹痛や悪心，嘔吐など訴えた場合には，ただちに中止します．

処置

高齢者には多量の浣腸液を用いた浣腸を行ってはならない．

高齢者では，直腸の刺激により，副交感神経刺激による血圧低下や徐脈をきたしやすくなります．

グリセリン浣腸！：グリセリン浣腸は 60mL を基準量として，年齢や体格，全身状態などにより量を調節する必要があります．微温湯浣腸でも注入速度を遅くするなどの配慮が必要です（Chapter Ⅳ 26：p.90 参照）．

V 血液透析療法に関する禁忌・注意事項

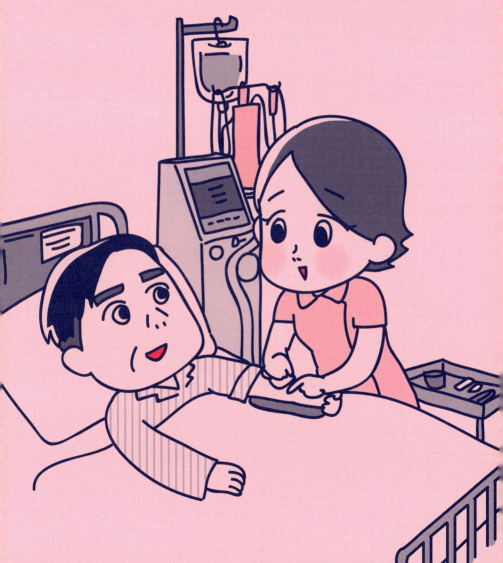

Chapter V

 発熱や下痢・嘔吐の症状がある患者さんは，医師の許可なしに透析室へ入室させてはならない．

 透析室は感染対策のために，透析ベッドの間隔を開けています．しかし，透析患者さんは免疫力が低下しており，透析中は4時間以上も同室で過ごさなければならないため，インフルエンザやノロウイルスに感染した患者さんは隔離して透析をしなければなりません．

 感染症対策！：発熱や下痢・嘔吐の症状がある透析患者さんは，透析室へ入室する前にスタッフに症状を申告してもらわなければなりません．しかし，患者さんによっては，入室してから症状を訴えることもあります．伝染する感染症が疑われた場合は，速やかに医師へ診察を依頼することが重要です．

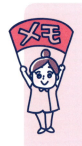

透析ベッドの間隔

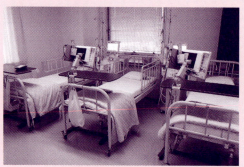

透析ベッドの間隔は，1m以上離すことが理想です．

血液透析療法に関する禁忌・注意事項

シャント（ブラッドアクセス）肢での血圧測定やシャント肢に腕時計をしたり重い荷物をかけたり，腕枕などでシャント肢に負担をかけてはならない．

シャント血管を圧迫すると，シャント血流を阻害し，狭窄や閉塞の原因となります．血液透析には，シャント血管が不可欠ですので，シャント血流を低下させる要因を予防しなければなりません．

シャント圧迫の禁止！：十分な透析を行うためにシャントを長持ちさせる必要があります．そのことを患者さんによく説明し，シャント管理について指導します．

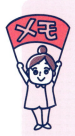

シャント（バスキュラーアクセス）の種類

1）非透析でも常に血液が流れている：シャント

　　外シャント
　　内シャント：自己動静脈内シャント
　　　　　　　　arteriovenous fistula（AVF）

　　　　　　　　人工血管内シャント
　　　　　　　　arteriovenous graft（AVG）

2）透析に使用する時のみ血流が得られる：非シャント

　　カテーテル法：非カフ型（短期間使用）
　　　　　　　　　カフ型（長期間使用）
　　動脈表在化法：上腕動脈表在化
　　　　　　　　　大腿動脈表在化

Chapter V

 シャント穿刺時に，動脈を誤穿刺してはならない．

 シャント血管の走行は，患者さんによってさまざまなバリエーションがあります．シャント血管のすぐとなりに動脈があることもあります．また，シャント血管の直下に動脈が走行していると，シャント血管に穿刺できずに深く針をすすめてしまうと動脈を誤穿刺する可能性があります．痩せ型の高齢者では，動脈が皮膚の浅い層を走行していることもあります．

 動脈の解剖学的位置確認！：穿刺しようとするシャント血管の近くに動脈が走行していることを認識していれば，誤穿刺する危険性は減ります．患者さんの血管との相性もありますので，穿刺が困難な場合は他のスタッフにお願いすることも大切なことです．

血液透析療法に関する禁忌・注意事項

動脈を穿刺した場合の抜針時は，いつもと同じように抜針してはならない．

透析室では，シャント血管以外に，手術で表在化した動脈にも穿刺をします．また，シャントが閉塞してしまった患者さんには，動脈の直接穿刺も行います．シャント閉塞の情報を知らなければ，動脈の直接穿刺はシャントを穿刺しているように見えるため，シャント穿刺時と同じような抜針をしてしまう可能性もあります．動脈穿刺の抜針の際，不十分な止血により重度の皮下血腫や瘤化する場合もあります．

動脈直接穿刺の情報確認！：スタッフ全員で共有しなければなりません．抜針時に穿刺部位に疑問をもった場合は，必ず他のスタッフに伝え確認するようにしましょう．

Chapter V

血管確保後,血液回路をつなげる時は脱血(動脈)側(A)と返血(静脈)側(V)を逆に接続してはならない.

脱血側と返血側を逆に接続して透析を行うと,再循環を起こし透析効率が低下します.透析効率の低下は,血中カリウム(K)・リン(P)の上昇やかゆみなどの症状を引き起こします.他院から転院してきた患者さんや人工血管を挿入されている患者さんでは,さらに慎重に接続しなければなりません.

ダブルチェック!:安全に透析治療を行うために,患者さんの血管の走行をよく把握します.接続した以外の人の目でも回路接続の状況を確認します.

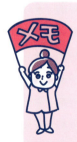

シャント写真

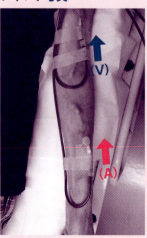

左前腕内シャントの透析患者.手首から肩へ向けてシャント血が流れているので,脱血(動脈)側(A)は返血(静脈)側(V)よりも末梢(手首側)にしなければならない.

血液透析療法に関する禁忌・注意事項

透析患者さんには，薬剤の種類によっては減量しなければならない．

透析患者さんには，減量しなければならない薬剤や絶対に使用してはならない薬剤もあります．抗菌薬のほとんどは減量が必要ですし，投与回数も通常とは異なります．他にも，インフルエンザ感染時に投与するタミフル®は，成人では通常1日に2カプセルを5日間内服しますが，透析患者さんは1カプセルだけ単回内服すればよいとされています．

透析患者さんへの薬剤の投与方法！：ほとんどの透析室に透析患者さんの薬剤に関する成書が置かれていると思いますので，よく使用している内服薬だけでも確認してみることが大切です（富野康日己．腎機能低下患者への薬の使い方．東京: 医学書院; 2002）．

Chapter V

透析中の濃厚赤血球（RBC-LR）の輸血は，血液回路の静脈側から注入してはならない．

濃厚赤血球の輸血には，X線による血球の破壊により，カリウム（K）が多く含まれています．濃厚赤血球をダイアライザーを通して濾過することで，高K血症を予防します．しかし，回路の静脈側からの注入ではダイアライザーを通過しません．

濃厚赤血球（RBC-LR）の輸血サイド確認！：濃厚赤血球の輸血は，血液回路の動脈側に接続してダイアライザーを通過させます．

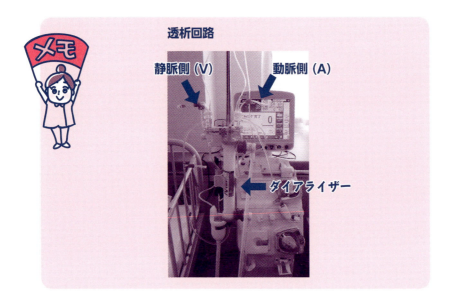

血液透析療法に関する禁忌・注意事項

透析中,血液回路から輸液(抗菌薬を含む)を投与する場合は,血液回路の動脈側(A)から注入してはならない.

動脈側(A)から薬剤を注入すると血液中の蛋白(アルブミン)と結合する前に,ダイアライザー(透析膜)で透析されてしまい薬剤の効果が低下します.

輸液サイド確認!:輸液(抗菌薬を含む)は,静脈側(V)のサンプリングポートまたは,エアトラップチャンバ液面調整ラインに接続して注入します.抗菌薬を投与する場合は,透析終了30分前に投与することが多いです.

Chapter V

出血傾向のある患者さんに，抗凝固薬である ヘパリンを使用してはならない．

<u>ヘパリン</u>はトロンビンを阻害することで，血液の凝固遅延を起こします．透析回路内の血液が凝固しないように透析中は抗凝固薬を使用しており，抗凝固薬としてヘパリンを使用することが多いです．出血傾向のある患者さんの透析中にヘパリンを使用すると出血傾向が助長され，脳出血や消化管出血を生じることがあります．同様に，手術後や消化管出血・脳出血の患者さんの透析に使用する抗凝固薬は，慎重に選択しなければなりません．

ヘパリン投与！：消化管出血や抜歯，脳出血発症時，転倒後の打撲による皮下出血のある場合は，透析開始前に医師に報告して指示を待ちます．

血液透析療法に関する禁忌・注意事項

ヘパリン起因性血小板減少症（HIT）抗体陽性の患者さんには，抗凝固薬のヘパリンを使用してはならない．

HITはヘパリンの重大な副作用です．免疫機序を介して血小板減少や血栓塞栓症を引き起こし，生命を脅かす重篤な病態を呈します．

HITでの抗凝固薬！：HIT抗体陽性の患者さんには，透析中の抗凝固薬としてアルガトロバン（小分子の直接トロンビン阻害薬：ノバスタン®，スロンノン®）を選択します．また，シャント閉塞を改善する経皮的血管拡張術（PTA）の際にも，抗凝固薬としてアルガトロバンを使用します．PTAの治療の際に，生理食塩水にヘパリンを添加させる施設がありますが，PTAの物品準備の段階からヘパリンが禁忌であることを認識しなければなりません．

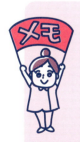

ヘパリン起因性血小板減少症（HIT: heparin-induced thrombocytopenia）とは？

患者さんによっては，ヘパリン投与を受けることで，免疫学的機序を介してHIT抗体を産生する．HIT抗体により，トロンビンが過剰に産生されると血小板の減少・血栓の形成が起こる．適切な治療が行わなければ，半数の患者さんが血栓塞栓症を合併し，数％の患者さんが亡くなると報告されている．

Chapter V

メチル酸ナファモスタット製剤によるアナフィラキシーショック出現時は，返血をしてはならない．

血液回路内にメチル酸ナファモスタット（セリンプロテアーゼ阻害薬：フサン®，コアヒビター®など）が混入した状態で返血操作をしてしまうと，血液とともにさらなるメチル酸ナファモスタットを体内へ注入してしまいます．除水などが原因のショック状態には返血が有用ですが，メチル酸ナファモスタットによるアナフィラキシーショックの場合には，返血してはいけません．

ショック時の対応！：メチル酸ナファモスタットによるアナフィラキシーショック症状の出現時は，速やかに血液ポンプを停止し医師・医療スタッフを集め，救急カートを用意します．また回路を外し，静脈側（V）に生理食塩液を輸液ルートでつなぎ補液します．もちろん，血液回路内の血液は破棄します．

血液透析療法に関する禁忌・注意事項

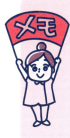

メチル酸ナファモスタットによるアナフィラキシーショックとは？

　メチル酸ナファモスタットが原因で，重篤なアレルギー反応（アナフィラキシーショック）が生じることがある．総合病院などの透析室に勤務していれば，必ず経験すると思われる．メチル酸ナファモスタットのアレルギー歴の有無について必ず確認し，投与する場合には患者さんの観察を怠ってはならない．「かゆい，痛い，胸が重苦しい」などの訴えがあれば，アナフィラキシーショックの可能性を考えなければならない．アナフィラキシーショックと気づかずに透析を継続してしまうと，患者さんの命にかかわるアクシデントにつながる．また，初回投与でも複数回投与後でもアナフィラキシーショックが生じる可能性があることも認識していなければならない．

Chapter V

積層型ダイアライザーを使用の場合は，メチル酸ナファモスタット製剤を使用してはならない．

メチル酸ナファモスタット製剤（フサン®，コアヒビター®など）は，積層型ダイアライザー膜の陰性荷電により，膜に吸着されます．そのため抗凝固作用が低下し，血液回路内に凝固を引き起こします．

積層型ダイアライザー使用時の抗凝固薬！： 積層型ダイアライザーを使用する患者さんの抗凝固薬は，ヘパリン製剤を選択します．

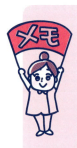
ダイアライザーの膜の種類には，中空糸型と積層型の2種類がある．中空糸型が主流であり積層型の使用は数％である．
- **中空糸型（ホローファイバー型）ダイアライザー**
 中空糸と呼ばれるストロー状になった細い筒を約1万本束ねて円筒形の容器に入れ両端を固定した構造

- **積層型（キール型）ダイアライザー**
 ダイアライザーの膜素材を平面にしミルフィーユ構造のように折りたたんだ構造になっている

血液透析療法に関する禁忌・注意事項

積層型ダイアライザーの使用時は，ACE阻害薬を使用してはならない．

積層型ダイアライザーとACE（アンジオテンシン変換酵素）阻害薬には相乗効果があり，膜の陰性荷電に伴い血液中のブラジキニンが過剰に生産されます．ACE阻害薬を内服しているとブラジキニンの分解が阻害され，過剰に残されたブラジキニンによりアナフィラキシー反応を示します．

ACE阻害薬以外の薬剤の選択！：積層型ダイアライザーを使用している患者さんに対する降圧薬の処方は，ACE阻害薬以外の薬剤を使用します．医師だけでなく看護師も注意しておく必要があります．

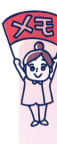

人工腎臓用特定保険医療材料

(1) ダイアライザー ［HD（透析）で使用する人工腎臓］

区分
① Ⅰa型（膜面積 1.5m² 未満）
② Ⅰa型（膜面積 1.5m² 以上）
③ Ⅰb型（膜面積 1.5m² 未満）
④ Ⅰb型（膜面積 1.5m² 以上）
⑤ Ⅱa型（膜面積 1.5m² 未満）
⑥ Ⅱa型（膜面積 1.5m² 以上）
⑦ Ⅱb型（膜面積 1.5m² 未満）
⑧ Ⅱb型（膜面積 1.5m² 以上）
⑨ S型（膜面積 1.5m² 未満）
⑩ S型（膜面積 1.5m² 以上）
⑪ 特定積層型

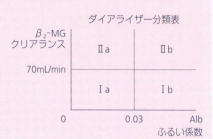

ダイアライザーはアルブミンのふるい係数（濾過性能）とβ_2-MGのクリアランス（除去性能）によって区分される．

(2) ヘモダイアフィルター ［HDF（透析濾過）で使用する人工腎臓］

区分なし

血液透析療法に関する禁忌・注意事項

透析中には，過度な除水をしてはならない．

透析中の過剰な除水は血圧低下を起こし，場合によってはショック症状をきたす可能性があります．過度な除水による血圧低下のため，除水がしにくくなる逆効果もよく経験します．

適度な除水注意！：患者さんの体格や心機能などにより，安全に透析できる除水量は異なります．患者さんに合った除水量を把握し除水計画を立案します．1回の透析で無理にドライウエイト（DW：血液透析後の体重，つまり体のなかの余分な水分を取り除いた時の体重）に合わせるのではなく，1週間を見据えて安全に透析が実施できる範囲での除水計画を立案することが大切です．時には，透析の時間延長や臨時透析を，医師に提案してみることも必要です．また，除水が過剰にならないように，患者さんの体重コントロールについての日常生活指導やDWの整合性を評価します．

Chapter V

透析終了 1 時間前以降に血圧低下が発生した場合は，昇圧目的で 10% NaCl を注入してはならない．

透析中に血圧が低下した場合には，血管内の<u>血漿膠質浸透圧</u>を上昇させ，<u>プラズマリフィリング</u>（間質から血管内へ液体成分が移行する現象：血漿再充填ともいう）を促す目的で 10% NaCl（塩化ナトリウム）20mL を静脈側（V）回路より注入することがあります．しかし，体内に入った Na の除去には最低 30 分以上の透析が必要となります．Na が体内に過剰に残ったまま透析を終了すると，透析後の口渇につながり，水分の過剰摂取の原因となります．

血圧低下対策！：透析終了 1 時間前以降で血圧低下が起きた場合は，除水量の変更（除水量を下げる）や補液で対応します．安全に透析治療が実施できる<u>除水計画</u>をアセスメント（評価）し立案します．

血液透析療法に関する禁忌・注意事項

16

透析中,血圧が低下している場合はトイレ離脱をしてはならない.

透析中の患者さんは,除水による血圧低下に加え,臥床している状態から座位→立位となると<u>起立性低血圧</u>をきたします.特に,糖尿病透析患者さんでは,注意を要します.排尿・排便の"いきみ"に伴った静脈灌流の減少と腸管の運動に伴った迷走神経反射によりさらに血圧の低下をきたすと,ショック症状へと陥る危険性があります.

トイレ離脱のタイミング!:トイレ離脱を実施する際はまずは血圧測定を行い,必要に応じて補液を行い血圧を上昇させます.血圧上昇がみられない場合には,患者さんにトイレ離脱の危険性をよく説明して,ベッド上での排尿・排便とします.

Chapter V

透析開始後の血液回路からの採血は，静脈側（V）サンプリングポートから実施してはならない．

ダイアライザーを通過した後の血液は，透析により浄化された血液であり，患者さんの状態を評価するには不適切です．医師が不正確な血液検査の結果で治療計画を考えてしまい，重大なアクシデントになる可能性もあります．

血液サンプリング部位の確認！：血液回路からの採血は，動脈側（A）サンプリングポートから行います．

血液透析療法に関する禁忌・注意事項

抗凝固薬投与後に,凝固系検査の採血をしてはならない.

抗凝固薬が混入している血液ではAPTT(活性化部分トロンボプラスチン)値が延長し,検査結果を正確に判断することができなくなります.

凝固系血液検査のタイミング確認!:透析前採血は穿刺針挿入後,血液回路を接続する前に採血を行います.

Chapter V

透析患者さんには，通常の血液検査の基準（正常）値をあてはめてはならない．

透析患者さんは，血液検査の項目によっては通常の基準値をあてはめることができません．特に，ヘモグロビン（Hb），カリウム（K），リン（P）などは，透析のガイドラインで推奨されている数値を目標にして治療を行います．例えば，ヘモグロビンを一般的な基準値まで上昇させてしまうと，血圧の上昇やシャント血管の閉塞が起こりやすくなるとされています．

血液検査結果の解釈！：患者さんから検査結果に関して尋ねられる場合もありますので，透析で重視される代表的な検査項目に関しては，ガイドラインが推奨する目標値を把握していなければなりません（日本透析医学会．慢性腎臓病患者における腎性貧血治療のガイドライン．JSTD．2016）．

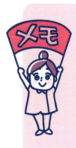

透析患者さんの主な血液検査の目標値

項目	目標値
血清クレアチニン（s-Cr）	男性 14mg/dL 以下 女性 12mg/dL 以下
尿酸（uA）	3.5〜9.0mg/dL
ナトリウム（Na）	135〜145mEq/L
カリウム（K）	3.6〜5.5mEq/L
カルシウム（Ca）	8.4〜10.0mg/dL
リン（P）	3.5〜6.0mg/dL
血清総蛋白（TP）	6.0g/dL 以上
血清アルブミン（Alb）	3.8〜4.9mg/dL
ヘモグロビン（Hb）	10.0〜13.0g/dL
フェリチン	100〜300mg/mL
トランスフェリン飽和度（TSAT）〔（血清鉄÷総鉄結合能）×100〕	20%以上

血液透析療法に関する禁忌・注意事項

透析中は，患者さんの自己抜針を見逃してはならない．

シャント血管には，動脈と同じくらいの大量の血液が流れています．シャントから針が抜けてしまう（抜いてしまう！）と，多量の出血につながります．透析中は布団などでシャント肢が隠れてしまっている場合もあり，布団の下で自己抜針されると出血に気づくことが遅れてしまいます．

自己抜針注意！：認知症患者や精神的に不安定な患者さんは，自己抜針の可能性が高いです．もちろん，過去に自己抜針した既往のある患者さんは，その情報をスタッフ全員が知っていなければなりません．また，シャント肢は常に観察できる状態にしておくことも重要です．

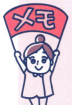

フィラピー療法（遠赤外線照射治療）

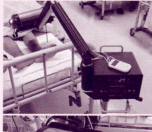
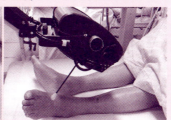
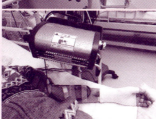

フィラピーは遠赤外線を照射する医療機器である．フィラピーを照射することにより，シャント血管の発達やシャント血流の増加，さらに末梢動脈疾患の改善が期待できる．世界各国の透析施設で使用されており，日本でも使用している施設がある．

Chapter V

21

透析患者さんに，MRIの造影剤（ガドリニウム造影剤）を投与してはならない．

透析患者さんに造影 MRI の検査は行ってはなりません．造影 MRI で用いるガドリニウム造影剤を透析患者さんに投与すると，<u>腎性全身性線維症</u>（nephrogenic systemic fibrosis：NSF）を発症すると報告されています．NSF は治療法がなく，死亡する患者さんもいます

造影 MRI 注意！：<u>透析患者さんに造影 MRI を施行できない</u>ことは，知っておかなければならないことです．ただ，透析に関わらない他科の医師は，透析患者さんに造影 MRI をオーダーしてしまう可能性があります．透析室や放射線科に勤務するスタッフは，透析患者さんに造影 MRI が行われることを防がなければなりません．

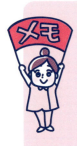

腎性全身性線維症（nephrogenic systemic fibrosis：NSF）とは？
ガドリニウム造影剤を使用した透析患者さんには，腎性全身性線維症が起こると報告されている．腎性全身性線維症はガドリニウム造影剤の投与数日から数ヵ月後，時に数年後に皮膚の腫脹や硬化，疼痛などで発症する疾患である．進行すると四肢関節の拘縮を生じて，活動は著しく制限される．現時点での治療法はなく，死亡例も報告されている．

血液透析療法に関する禁忌・注意事項

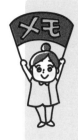

高齢透析患者さんの問題点：血液透析患者さん，特に高齢者ではサルコペニアやフレイルを高率に合併することが明らかにされた．これらの概念を知り適切な介入（運動療法，食事療法，透析合併症管理）を行うことで，進行を抑えることや回復することができると言われている．

- **サルコペニア**：ギリシア語で筋肉（サルコ）の減少（ペニア）を表した言葉で，すべての疾患における筋肉量の低下に加え，握力または歩行速度の低下を意味している．原因は，原発性（加齢のみによる）と続発性（腎臓疾患などの臓器障害などによる疾患，活動量の低下，栄養障害による）に分けられる．筋肉の機能低下と神経系の機能低下によるダイナペニアもある．

- **ロコモティブシンドローム**：日本整形外科学会を中心に提唱された「運動器（手足や腰）の問題により要介護になるリスクが高まった状態」と定義されている．

- **フレイル**：海外の老年医学分野で使用されているFrailty（フレイルティ）に対する用語として2014年に日本老年医学会より提唱された用語である．5つの徴候（体重減少，易疲労感，活動量の低下，握力の低下，歩行速度の低下）のうち，3つ以上を満たした場合，フレイルと定義される．フレイルでは，食欲・摂取量の低下 ➡ 低栄養 ➡ 体重減少 ➡ サルコペニア（筋力・筋肉量の減少）➡ 基礎代謝量の低下 ➡ エネルギー消費量の低下といった悪循環がみられる．

Chapter V

- **サルコペニア・フレイルへの対策**：筋力・筋肉量を増やすための適切な運動療法（有酸素運動とレジスタンス運動，非透析日の運動など）と栄養状態が低下する前の食事療法（適切なたんぱく質の摂取，エネルギーの確保）が重要である（富野康日己編．スマート栄養管理術123．東京: 医歯薬出版; 2014．／富野康日己編．CKD患者のための運動サポート．東京: 中外医学社; 2014）．現在，透析患者さんでは，たんぱく質・エネルギーの十分で適切な摂取と転倒・骨折に十分注意した歩行・運動が勧められている．

索 引

▶ あ行

アクシデント	105
悪性症候群	44
アナフィラキシーショック	104
アルガトロバン	103
アレルギー	30
意識レベル	73
一時性	18
インシデント	9
インスリン	36
インフルエンザ	94, 99
ウィルヒョウの三徴	81
うつ病	24
エアトラップチャンバ液面調整ライン	101
嚥下障害	80
塩化ナトリウム	110

▶ か行

疥癬	86
咳嗽反射	77
核磁気共鳴画像法（MRI）	54
確認	2
ガドリニウム造影剤	116
カフ圧	65
カプノグラフィ	62
カプノメータ	62
カルシウム製剤	39
間欠的空気圧迫装置	81
浣腸	89
キーパーソン	11
気管チューブ	62
危険回避対策	12
義歯	71
キシロカイン	63
胸腔ドレナージ	82
拒食症	26
起立性低血圧	111
クラスプ	73
グリセリン浣腸	91
経腸栄養剤	37
経腸栄養ルート	37
経皮的血管拡張術（PTA）	103
傾眠状態	73
血液回路	98
高K血症	100
抗がん薬	38
抗凝固作用	106
抗凝固薬	102
口腔ケア	74, 75, 77
口腔内マッサージ	75
交差感染	70
向精神薬	34
口頭指示	5
後発品（ジェネリック）	32
誤嚥性肺炎	59, 75
心のケア	27
個人情報	6
個人防護具（PPE）	58
誤穿刺	96
骨折	13

▶ さ行

サルコペニア	117
酸素吸入	68
サンプリングポート	101, 112
歯垢	76
自己抜針	115
自殺企図	24
歯周病（歯槽膿漏）	74
歯周ポケット	74
自浄作用	72
自然排便	88
実施済みサイン	3
脂肪塞栓	40
脂肪乳剤	40, 41
シャント	95
シャント肢	115
終末期患者	28
守秘義務	6
職業曝露	58

除水	109
ショック状態	90
腎性全身性線維症	116
心臓ペースメーカー	55
身体拘束	18, 20
深部損傷褥瘡	83
スキンシップ	23
スタンダードプリコーション	14
ステロイド	44
生活支援	22
積層型ダイアライザー	106, 107
接触性皮膚炎	84
舌苔	79
切迫性	18
洗口液	78
穿刺	96
全人的ケア	28
せん妄	18

▶ た行

ダイアライザー	100, 112
体位	80
唾液分泌	78
ダブルバッグ	48
タミフル	99
炭酸水素ナトリウム	39
弾性ストッキング	81
チューブの先端位置（深さ）	62
中空糸型	106
中心静脈栄養ライン抜去の体位	15
中毒性表皮壊死症	85
テープ	84
適応障害	27
摘便	89
点滴の滴下数	45
転倒	13
トイレ離脱	111
透析室	94
盗難	10
毒薬	34
ドライウエイト	109

▶ な行

内服薬	43, 52
ニコルスキー現象	85
認知症	22, 55
濃厚赤血球（RBC-LR）	100
飲み忘れ	44
ノルウェー疥癬	86
ノロウイルス	94

▶ は行

配合変化	39
ハインリッヒの法則	9
播種性血管内凝固（DIC）	37
針差し事故	42
非代替性	18
皮膚発赤	83
飛沫感染	77
ヒヤリ・ハット	9
プラズマリフィリング	110
フラッシュ	47
ブラッシング	76, 79
ブラッドアクセス	95
フルネーム	4
フレイル	117
ペースメーカー	55
ヘパリン	102
ヘパリン起因性血小板減少症	103
便秘	88
包帯	85
包帯交換	84
保湿ケア	78

▶ ま行

麻薬	35
麻薬処方箋	34
メイラード反応	48
メチル酸ナファモスタット	104, 106
モニター管理	62

▶ や行

薬剤の準備	33
薬剤の名称	33
有害事象	38
ヨード過敏	87
ヨード系水溶性造影剤	53
用法・用量の確認	31

▶ ら行

リキャップ	42
リドカイン	63

ロコモティブシンドローム　　117

▶ A
ACE 阻害薬　　107

▶ D
DTI（deep tissue injury）　　83

▶ M
Magnetic Resonance Imaging
　（MRI）　　54

▶ P
personal protective equipment
　（PPE）　　58

メディカルスタッフのための 医療禁忌なるほどブック	Ⓒ

発　行	2018年6月10日　1版1刷
編　集	富野康日己 佐藤美加
発行者	株式会社　中外医学社 代表取締役　青木　滋 〒162-0805　東京都新宿区矢来町62 電　話　　(03) 3268-2701(代) 振替口座　00190-1-98814番

組版 /(株)月・姫　　　　　　　＜TO・MU＞
イラストレーション / あらいぴろよ
印刷・製本 / 横山印刷(株)　　Printed in Japan
ISBN978-4-498-17500-6

JCOPY ＜(社)出版者著作権管理機構 委託出版物＞

本書の無断複写は著作権法上での例外を除き禁じられています．
複写される場合は，そのつど事前に，(社)出版者著作権管理機構
(電話 03-3513-6969, FAX 03-3513-6979, e-mail: info@jcopy.
or.jp) の許諾を得てください．